AF596906

CONTRIBUTION A L'ÉTUDE

DES

RÉTRÉCISSEMENTS INFLAMMATOIRES

DE L'URÈTRE POSTÉRIEUR

PAR

Pierre MOITY

DOCTEUR EN MÉDECINE

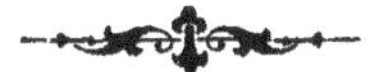

MONTPELLIER
IMPRIMERIE GUSTAVE FIRMIN, MONTANE ET SICARDI
Rue Ferdinand-Fabre et quai du Verdanson

1907

PERSONNEL DE LA FACULTÉ

MM. MAIRET (✻) . . . . Doyen
SARDA . . . . Assesseur

Professeurs

Clinique médicale	MM. GRASSET (✻)
Clinique chirurgicale	TEDENAT.
Thérapeutique et matière médicale. . . .	HAMELIN (✻)
Clinique médicale	CARRIEU.
Clinique des maladies mentales et nerv.	MAIRET (✻)
Physique médicale.	IMBERT.
Botanique et hist. nat. méd.	GRANEL
Clinique chirurgicale.	FORGUE (✻)
Clinique ophtalmologique.	TRUC (✻).
Chimie médicale.	VILLE.
Physiologie.	HEDON.
Histologie	VIALLETON.
Pathologie interne	DUCAMP.
Anatomie.	GILIS.
Opérations et appareils	ESTOR.
Microbiologie	RODET.
Médecine légale et toxicologie	SARDA.
Clinique des maladies des enfants	BAUMEL.
Anatomie pathologique	BOSC.
Hygiène.	BERTIN-SANS.
Clinique obstétricale.	VALLOIS.

Professeurs adjoints : MM. RAUZIER, DE ROUVILLE
Doyen honoraire : M. VIALLETON.
Professeurs honoraires :
MM. E. BERTIN-SANS (✻), GRYNFELTT
M. H. GOT, *Secrétaire honoraire*

Chargés de Cours complémentaires

Clinique ann. des mal. syphil. et cutanées	MM. VEDEL, agrégé.
Clinique annexe des mal. des vieillards. .	RAUZIER, prof. adjoint
Pathologie externe	SOUBEIRAN, agrégé
Pathologie générale	N...
Clinique gynécologique.	DE ROUVILLE, prof. adj.
Accouchements	PUECH, agrégé lib.
Clinique des maladies des voies urinaires	JEANBRAU, agr.
Clinique d'oto rhino laryngologie	MOURET, agr. libre.

Agrégés en exercice

MM. GALAVIELLE	MM. JEANBRAU	MM. GAGNIERE
RAYMOND (✻)	POUJOL	GRYNFELTT Ed.
VIRES	SOUBEIRAN	LAPEYRE
VEDEL	GUERIN	

M. IZARD, *secrétaire*.

Examinateurs de la Thèse

MM. TÉDENAT, *président*.	MM. SOUBEIRAN, *agrégé*.
BAUMEL, *professeur*.	LAPEYRE, *agrégé*.

A MON PERE

A MA MÈRE

A MA FEMME

MEIS ET AMICIS

P. MOITY.

AVANT-PROPOS

Parvenu au terme de nos études médicales, nous tenons à remercier la Faculté de Montpellier du bienveillant accueil que nous y avons trouvé.

Nous remercions M. le Professeur Tédenat du grand honneur qu'il nous fait, en acceptant la présidence de notre thèse.

M. le professeur agrégé Soubeyran a bien voulu, après nous avoir fourni le sujet de ce travail, nous aider de ses conseils ; qu'il reçoive ici l'assurance de notre reconnaissance.

Enfin, nous tenons à témoigner notre sympathie aux camarades qui nous ont si cordialement accueilli.

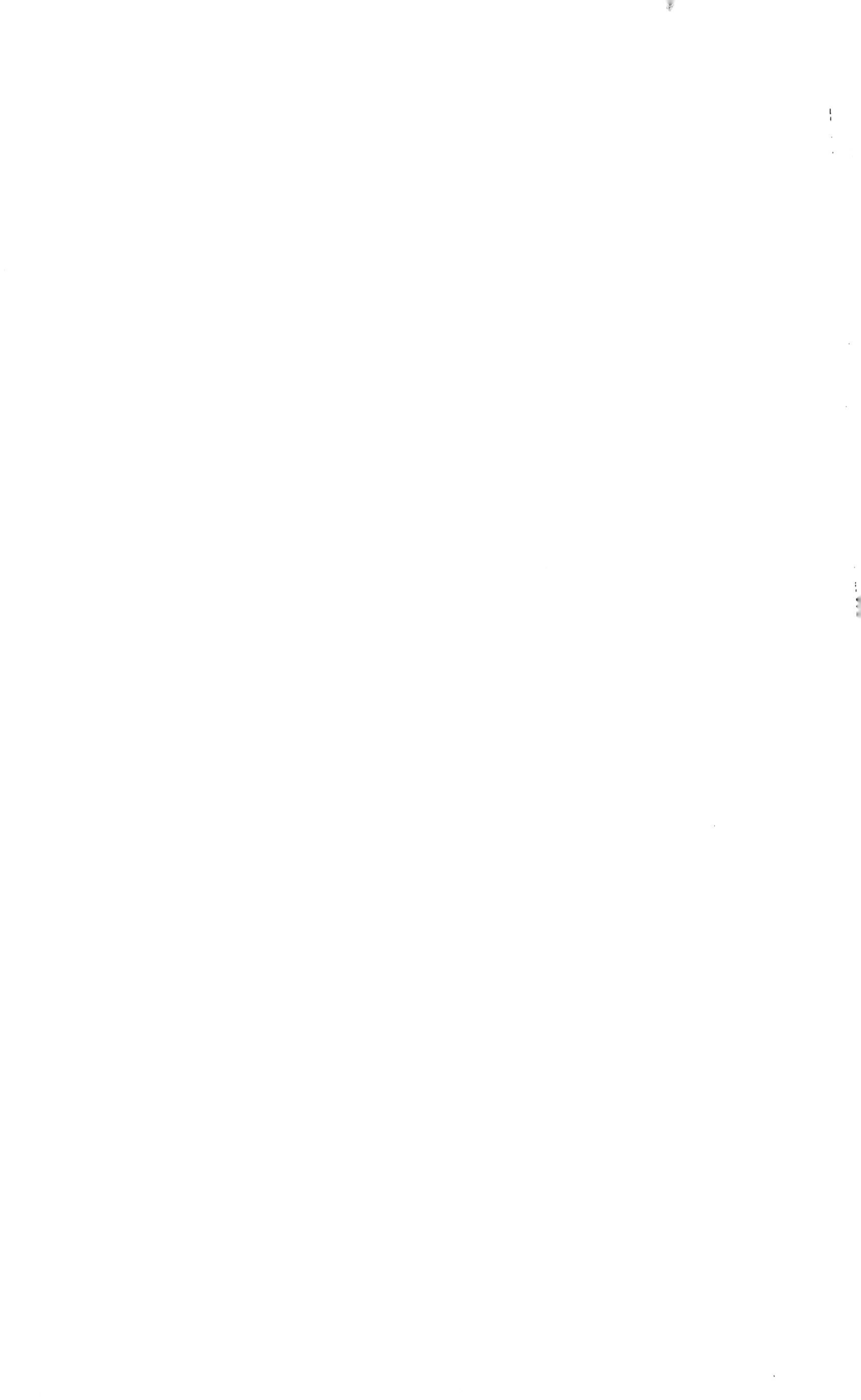

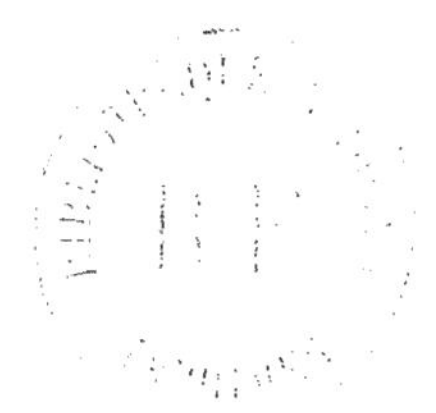

INTRODUCTION

Les travaux concernant les rétrécissements inflammatoires de l'urètre postérieur, sont rares. Cette question était pour ainsi dire délaissée, les classiques n'admettant pas la localisation du rétrécissement non traumatique au niveau de la portion membraneuse et prostatique de l'urètre.

Le mémoire original de Le Für publié dans les Annales des maladies des organes génito-urinaires 1905, a apporté quelque lumière sur ce point controversé de la pathologie de l'urètre. La rareté de ces cas pathologiques ne nous a pas permis d'apporter quelque observation personnelle.

Nous nous proposons donc dans ce travail non point d'apporter une idée nouvelle, mais bien d'essayer de coordonner les faits publiés afin de mettre en relief l'existence clinique et anatomo-pathologique des rétrécissements inflammatoires de l'urètre postérieur.

Voici l'exposé du plan que nous avons suivi et les raisons qui nous l'ont fait adopter :

Après un rapide aperçu historique, et l'exposé des observations que nous avons pu réunir, nous avons groupé les causes qui ont produit ces rétrécissements, et nous avons essayé de dégager leur pathogénie.

Puis nous en avons exposé les lésions macroscopiques et histologiques.

En réunissant les symptômes spéciaux à ces localisations du rétrécissement, nous avons cherché à leur donner l'autonomie qu'ils paraissent avoir en clinique.

Après en avoir fait le diagnostic et le pronostic, il nous a semblé nécessaire de signaler les méthodes de traitement.

Enfin nous avons indiqué les conclusions auxquelles nous avions abouti.

CONTRIBUTION A L'ÉTUDE

DES

RÉTRÉCISSEMENTS INFLAMMATOIRES

DE L'URÈTRE POSTÉRIEUR

HISTORIQUE

Les rétrécissements inflammatoires de l'urètre postérieur ont été signalés il y a fort longtemps déjà.

Mais l'opinion des chirurgiens de jadis n'a pas dans ce débat une grande valeur. Leurs connaissances sur la longueur et la topographie de l'urètre étaient imparfaites, et les moyens d'exploration dont ils disposaient ne pouvaient leur donner qu'une exactitude relative.

C'était, en effet, au moyen d'une sonde de forme cylindrique qu'ils mesuraient le siège et l'étendue de ces rétrécissements; or, dans cette exploration, ils exerçaient des tractions sur la verge et mesuraient la longueur de sonde introduite, du méat au rétrécissement.

Quelle que soit cependant la valeur qu'on accorde à ces observations anciennes, il est intéressant de relater que Ricord et Leroy d'Etiolle mentionnèrent ces rétrécissements, que c'est probablement ces cas pathologiques que désignent les termes « contracture du col », de Liviale, de « valvule du col » de Mercier, et enfin, beaucoup plus tard, le terme de « spasme de la prostate » de Rochet et Van Frisch.

Sans doute, ces termes différents pour un même sujet proviennent d'une observation inégale de ses diverses manifestations cliniques que n'ont pu rencontrer des cliniciens éminents et que, par suite, ils ont niées. Parmi ceux-là, nous devons citer Hunter-Voillemier et Guyon.

Les classiques nièrent anatomiquement l'existence de ces rétrécissements sur la foi des travaux de Guérin, qui mit en relief l'importance, dans la constitution des rétrécissements urétraux, des lésions scléreuses du corps spongieux. L'urètre antérieur seul pouvait être le siège de ces lésions.

Cette opinion exclusive était partagée par Guyon et Albarran.

Mais aujourd'hui les travaux de Charpy et de Quénu ont mis en lumière l'existence d'une gaine spongieuse amincie mais continue du collet du bulbe au col de la vessie. Dès lors la raison anatomique sur laquelle les classiques étayaient leur opinion disparaît.

Et depuis, les mémoires originaux de Le Für, de Keyes, dans les Annales des maladies des organes génito-urinaires 1905, de Chetwood dans les Annales of Surgery 1905, enfin de Tédenat dans la Province médicale 1906, ont apporté des observations nouvelles, vérifiées anatomiquement. C'est d'après ces mémoires que nous décrirons les rétrécissements inflammatoires de l'urètre.

OBSERVATIONS

Observation Première

(Le Für. — Annales des maladies des organes génito-urinaires)
Prostatite chronique avec abcès successifs de la prostate. — Rétrécissements de la région bulbaire et de l'urèthre postérieur. — Hautes dilatations, avec dilatations électrolytiques. — Guérison.

B..., 30 ans. Le malade vient me consulter en septembre 1900, à l'hôpital Péan, pour un écoulement datant de peu de temps qu'il croit être une blennorrhagie. Mais mon attention est attirée par l'absence de symptômes provoqués par cet écoulement. Bien que le malade n'ait jamais eu de blennorrhagie avant cet écoulement, celui-ci s'est installé sans douleur et a fait son apparition après une garde-robe difficile, le malade étant constipé depuis longtemps et atteint d'entérite muco-membraneuse. L'examen bactériologique de cet écoulement a montré, en dehors des leucocytes polynucléaires la présence de quelques diplocoques et l'absence de gonocoques.

Urines. — Du premier verre, troubles avec filaments.

Du deuxième verre, claires, mais filaments plus nombreux.

Prostate. — Un peu saillante et douloureuse, surtout à gauche ; les urines recueillies après massage de la prostate sont fortement troubles avec gros grumeaux.

Urèthre. — La boule exploratrice n° 23 montre un urèthre

antérieur souple, non rétréci ; un léger anneau au niveau du sphincter et un arrêt dû au spasme du sphincter uréthral (Le malade est un nerveux).

Dans l'urèthre postérieur, la boule provoque une légère sensation douloureuse et semble serrée sur une étendue de 2 à 3 centimètres, depuis le sphincter jusque tout près du col vésical.

Vessie. — Pas de sensibilité. Bonne capacité. Se vide complètement. Je conclus qu'il s'agit là non pas d'une blennorrhagie uréthrale, mais d'une prostatite primitive infectée d'origine intestinale, sous la dépendance de la constipation habituelle présentée par le malade.

Traitement. — Massage de la prostate. Hautes dilatations ; instillations au nitrate d'argent.

Après une dilatation au béniqué pratiquée par un de mes élèves, le malade urine du sang en assez grande quantité. On continue la dilatation après un repos de quelques jours et on la pousse jusqu'au 60 béniqué.

Il semble que les dernières dilatations soient plus difficiles. L'écoulement a complètement disparu, mais les urines, surtout celles qui sont recueillies après massage de la prostate, renferment toujours un assez grand nombre de filaments et de grumeaux.

En août 1901, le malade vient me consulter chez moi. Sans coït, sans cause apparente, et seulement pendant une période de constipation assez opiniâtre, le malade constate, après une garde-robe assez difficile, l'apparition d'un écoulement abondant, non douloureux. Les urines deviennent uniformément troubles, chargées de filaments et de grumeaux. L'examen microscopique fait par M. le docteur Besson, chef de laboratoire à l'hôpital Péan, montre, outre l'existence de nombreux leucocytes polynucléaires, la présence du pneumobacille de Friedlander en quantité considérable. La prostate est un peu augmentée de volume et douloureuse au niveau du lobe gauche de la prostate ; le massage fait sourdre plusieurs gouttes purulentes et grumeleuses au niveau du méat ; les urines recueillies après le massage sont très troubles et contiennent de très nombreux grumeaux.

L'exploration de l'urèthre avec une olive 23 montre un anneau assez dur au niveau de la région bulbaire et surtout un rétrécissement qui semble dur et élastique dans l'urèthre postérieur.

Ce rétrécissement commence presque aussitôt après le sphincter et se poursuit dans l'urèthre membraneux et prostatique où il atteint son maximum à 2 centimètres en arrière du sphincter (ressaut brusque et douloureux).

Le traitement par les massages de la prostate, régulièrement pratiqués et suivis de lavages au permanganate d'abord, à l'oxycyanure de mercure ensuite, puis d'instillations au nitrate d'argent, finit par amener la guérison ; mais celle-ci est très longue à obtenir : on sent le lobe gauche de la prostate toujours un peu plus gros, et le massage permet de recueillir les urines toujours un peu troubles.

De temps en temps le malade souffre de poussées douloureuses du côté de sa prostate. A ce moment je pratique, avec les béniqué, le laveur-distillateur de Kollmann, de hautes dilatations de l'urèthre antérieur, d'ailleurs souple dans toute son étendue, sauf au niveau du bulbe où l'on sent un anneau, et surtout de l'urèthre postérieur, où les instruments rencontrent toujours un obstacle un peu en arrière du sphincter. Ce rétrécissement est plus dur, plus élastique et plus douloureux que le rétrécissement bulbaire. Il se présente sous la forme d'une saillie transversale que les instruments doivent franchir ; il semble limité à la paroi inférieure : la dilatation de l'urèthre postérieur doit se faire aux dépens de la paroi supérieure restée à peu près souple.

C'est en arrière de ce rétrécissement que l'abcès du lobe gauche de la prostate a dû s'ouvrir dans l'urèthre et c'est ce qui explique que l'abcès ait mis autant de temps à se combler et à se cicatriser, son évacuation devant se faire d'une façon imparfaite, et les périodes d'obstruction coïncidant avec les poussées douloureuses du côté de la glande.

Le 28 mars 1903, le malade prend une blennorrhagie qui gagne l'urèthre postérieur et se localise au 8e jour sur la prostate. Au moment d'une garde-robe, évacuation abondante de pus par l'urèthre.

Le gonocoque se retrouve dans les sécrétions uréthrales et prostatiques, dans les urines émises spontanément et recueillies après massage de la prostate.

Quelques lavages suffisent à faire disparaître l'uréthrite antérieure et l'écoulement uréthral, mais ne modifient pas sensiblement la prostatite et l'abcès de la prostate. Seuls, les massages associés aux dilatations suivies d'instillations au nitrate d'argent améliorent rapidement les lésions de la prostate.

Mais après une dilatation au béniqué 56 suivie d'une instillation au nitrate d'argent à 3 % apparaissent brusquement des symptômes de vésiculite, de déférentite et d'épididymite aiguës provoquant une congestion intense des veines du cordon (varicocèle aigu), rapidement enrayées par le repos, la glace, l'hamamelis et les lavages des deux urèthres au permanganate. Le 26 avril 1903, on retrouve encore quelques gonocoques auxquels se joignent des microbes d'infection secondaire (nombreux diplocoques) dans les sécrétions uréthrales et prostatiques, dans les urines émises spontanément et recueillies après massage de la prostate.

Grâce au traitement régulièrement continué, dilatation au béniqué jusqu'au 60, instillations au protargol : un examen microscopique pratiqué le 6 mai montre l'absence de tout microbe, mais la présence encore de nombreux leucocytes polynucléaires.

Enfin, un dernier examen pratiqué le 13 juin permet de constater la disparition presque complète du pus, même dans les urines recueillies après massage de la prostate. Il persiste seulement un degré notable d'hypersécrétion prostatique qui se manifeste par l'apparition au méat de plusieurs gouttes glaireuses au moment de l'expression de la glande. Cette hypersécrétion provient tout entière du lobe gauche (l'expression du lobe droit ne donne rien), ce qui n'a rien d'étonnant si l'on se souvient que pendant la période d'abcès prostatique, le pus provenait toujours uniquement du côté gauche (le massage en fournissait chaque fois la preuve).

De temps en temps, il se fait de l'obstruction glandulaire, qui détermine de fréquentes poussées de prostatite (légères pesanteurs du côté de la prostate, à gauche, coïncidant avec des urines troubles et purulentes). Ces poussées, d'abord très rebelles, deviennent de plus en plus rares et passagères, cédant alors ordinairement à un ou deux massages suivis d'instillations au protargol à 10 ou 15 %.

Le lobe gauche de la prostate est redevenu presque normal, non sensible à la pression; les urines recueillies après massage de la glande sont à peine troubles et renferment très peu de grumeaux ou de filaments. D'ailleurs, les fonctions intestinales sont bien meilleures depuis une cure que le malade, sur mon conseil, a été faire à Châtel-Guyon, et expliquant l'amélioration parallèle de la prostatite, car le malade lui-même s'est aperçu de l'influence très grande que la constipation avait sur l'évolution de sa prostatite.

Quant au rétrécissement bulbaire et à celui de l'urèthre postérieur, ils présentent une grande tendance à la récidive rapide, le dernier plus encore que le premier ; nous voyons que le rétrécissement de l'urèthre postérieur doit s'expliquer en faisant intervenir l'élément inflammatoire (prostatite chronique sans uréthrite postérieure concomitante) et l'élément cicatriciel (traumatisme causé par un béniqué, ouverture d'un abcès prostatique à ce niveau).

C'est pour combattre cette tendance à la récidive que nous pratiquons à notre malade une série de hautes dilatations tous les six mois ; nous la terminons par quelques dilatations électrolytiques qui nous ont permis de pousser plus haut la dilatation et surtout, chose importante, de maintenir les résultats acquis : depuis ce moment, en effet, la récidive est moins rapide. Nous croyons ainsi avoir empêché la formation de nouveaux abcès et avoir guéri définitivement notre malade.

Observation II

(Ibid.)

Prostatite chronique primitive avec abcès du lobe gauche de la prostate et poussées périodiques de prostatite. — Rétrécissement de l'urèthre postérieur et uréthrite antérieure. — Amélioration par la dilatation et les massages de la prostate.

D..., 29 ans. Jamais de blennorrhagie ou d'antécédents vénériens.

La maladie débute deux ans auparavant, en février 1902, par une poussée vésico-uréthrale caractérisée par de la fréquence des mictions (8 à 9 fois le jour, jamais la nuit), qui s'accompagne bientôt de légères hématuries terminales ; en même temps apparaît de la constipation : la défécation provoqua de la douleur du côté de la prostate à gauche et l'expulsion de quelques gouttes blanchâtres au méat (prostatorrhée) ; les lavements entraînent avec les matières beaucoup de glaires et de peaux (entérite muco-membraneuse). Les hématuries disparaissent presque complètement au bout de trois semaines, réapparaissent cependant de temps en temps (une fois tous les 15 jours). Mais à cette époque, le malade présente des douleurs constantes à la miction au niveau de l'hypogastre et dans les bourses. Celles-ci siègent presque exclusivement du côté gauche, sont parfois d'une intensité considérable et surviennent assez régulièrement après la défécation. Le malade prétend qu'il survient après la défécation un gonflement considérable et douloureux des veines du scrotum du côté gauche qui l'oblige à se reposer parfois pendant une heure ou deux.

Il s'agit, d'après le malade, d'un varicocèle douloureux. Les éjaculations sont très douloureuses.

En même temps que tous ces symptômes, a apparu un écoulement jaune verdâtre, tachant la chemise. L'examen microscopique de cet écoulement n'a jamais permis de retrouver des gonocoques, affirme le malade. Cet écoulement ne s'est pas accompagné de brûlures dans le canal ; celles-ci n'existent qu'au moment des hématuries terminales.

Le traitement a consisté d'abord en tisanes, copahu, et régime approprié pendant le premier mois. Le malade n'a pas pris d'injections.

Puis un spécialiste consulté a pratiqué des lavages au sublimé ; ceux-ci, difficilement supportés, ont cependant fait disparaître l'écoulement, mais sont restés sans action sur les poussées douloureuses du côté des bourses.

Celles-ci s'espacent de plus en plus (toutes les semaines), et finissent par disparaître en juillet 1902.

En novembre 1902, elles font leur réapparition, en même temps que reprennent les hématuries terminales et l'écoulement.

Des lavages au sublimé sont mal supportés et provoquent un saignement abondant.

M. le professeur Guyon consulté remplace les lavages par

des instillations au sublimé à 1 pour 10.000 également mal supportées. M. Guyon conseille alors au malade de passer l'hiver dans le Midi. Pendant cette période, le malade ne présente ni hématuries, ni poussées congestives, mais l'écoulement persiste.

Un nouvel examen microscopique montre encore l'absence de gonocoques. Une inoculation reste négative. En mai 1903, les instillations de sublimé sont remplacées par des instillations au permanganate de potasse.

M. Guyon, trouve à cette époque un abcès dans le lobe gauche de la prostate.

Depuis ce moment, tous les mois environ, l'écoulement reparaît, accompagnant les poussées congestives et douloureuses du côté de la bourse gauche qui ont diminué d'intensité. Une seule fois cependant, en juillet 1903, les douleurs ont été violentes.

Les massages de la prostate, employés à ce moment, font souffrir le malade. Les urines sont troubles de temps en temps.

Les lavements ramènent toujours des peaux et des glaires avec les matières. L'état général reste bon cependant, sauf au moment des fortes poussées. Bon appétit et bon sommeil. Huit jours avant mon examen, a lieu la dernière poussée.

Le 10 février 1904, j'examine le malade : il présente toujours un peu de fréquence et de douleur pendant la miction.

Urines. — Légèrement troubles avec grumeaux dans le premier verre, à peu près claires dans le deuxième verre.

Scrotum. — Très distendu par des veines nombreuses, surtout à gauche. La palpation de ces veines et du cordon est très douloureuse. La queue de l'épididyme gauche présente un léger noyau d'induration.

Prostate. — Pas très grosse, mais irrégulière et indurée par endroits, surtout au niveau du lobe gauche (vestiges de l'ancien abcès), un peu douloureuse à cet endroit. Il semble qu'on sente les vésicules séminales. Les urines recueillies après massage de la prostate sont très fortement troubles. Pas de sang.

Urèthre. — Pas très notablement rétréci, mais très sensible à l'exploration, surtout dans la région située en avant du sphincter. Passage du sphincter très douloureux.

La boule exploratrice n° 20 est très nettement arrêtée par une saillie transversale à 2 centimètres en arrière du sphincter, et on sent l'olive par le toucher rectal, la pression même légère provoque une violente douleur à ce niveau.

On la remplace par une boule n° 16 qui réussit à franchir l'obstacle et provoque de la douleur dans toute la région de l'urèthre postérieur et dans la prostate.

En somme, la boule n° 16 accroche très nettement à l'aller et au retour une bride membraneuse qui se trouve située à 2 centimètres environ en arrière du sphincter. La boule ramène du sang et cette exploration, pourtant pratiquée avec une très grande prudence, provoque un saignement de l'urèthre postérieur ; aussi les urines rendues ensuites par le malade sont-elles sanguinolentes.

Vessie semble saine : Pas de sensibilité. Capacité normale. Le malade vide presque complètement sa vessie (cependant léger résidu de 10 à 20 grammes.

Observation III

(Ibid.)

Uréthrite blennorrhagique chronique antérieure et postérieure compliquée de rétrécissements siégeant dans l'urèthre antérieur et postérieur. — Prostatite chronique. — Guérison par les hautes dilatations et la dilatation électrolytique.

R..., 40 ans. En 1886, blennorrhagie compliquée d'orchite droite. En 1900, premiers symptômes de rétrécissement pour lequel le malade subit en mai une électrolyse linéaire sans dilatation, ni aucun soin antérieur. En 1902, récidive du rétrécissement contre lequel on emploie d'abord la dilatation, bientôt accompagnée d'une orchite droite, puis d'une uréthrotomie interne antérieure et postérieure pratiquée par un spécialiste et suivie de dilatation méthodique jusqu'au 57 béniqué. Huit jours après l'uréthrotomie, abcès évacué par l'urèthre, qui provient, croit-on, d'une cowpérite.

Dilatation tous les trois mois (de 50 à 57 B). Malgré tout l'écoulement uréthral persiste plus ou moins abondant, ainsi que la fréquence et les douleurs vives à la miction. Jet d'urine diminue de force et de volume, n'est plus projeté. Je vois le malade en octobre 1904.

Examen. — Goutte abondante.

Urines. — Nombreux filaments dans le premier verre. Claires dans le deuxième.

Prostate pas très grosse, ni très douloureuse, mais infiltrée d'une façon diffuse ; en outre, irrégulière et indurée par endroits.

Urèthre. — Série de rétrécissements assez larges dans l'urèthre antérieur.

A 1 centimètre en avant du sphincter, rétrécissement plus étroit ; surface douloureuse à l'exploration. A 2 centimètres en arrière du sphincter, on sent la boule exploratrice n° 18 arrêtée par un obstacle ; la pression est douloureuse ; la boule est sentie par le toucher rectal et non par le périnée ; donc elle se trouve bien dans l'urèthre postérieur. Avec un n° 16 on accroche plus loin dans l'urèthre prostatique, près du col vésical, comme un anneau ou un pli de la muqueuse situé sur la paroi inférieure.

Les instruments (bougies ou béniqués), sont enserrés dans l'urèthre postérieur. Les béniqués pénètrent difficilement dans la vessie, à cause de la petite courbure du canal et de l'obstacle prostatique ; il faut abaisser beaucoup le bec du béniqué et le faire passer immédiatement sous la symphyse du pubis en lui faisant décrire la plus petite courbe possible.

Vessie. — Bonne capacité vésicale. Se vide complètement.

Observation IV

(Ibid.)

Prostatite chronique. — Rétrécissement double de l'urèthre, au niveau du sphincter et de l'urèthre postérieur, d'origine inflammatoire et traumatique.

N..., 55 ans. Blennorrhagie ancienne (vers 20 ans). Plusieurs rechutes. Urine difficilement depuis 10 ans. A subi deux uréthrotomies, il y a trois ans et il y a dix-huit mois. Dilatation au béniqué ne peut dépasser le 42. Il y a un an, urétrorrhagie abondante après une dilatation. Trois ans auparavant, le malade, en se sondant, avait cassé dans la vessie une sonde qui fut retrouvée avec le lithotriteur. Vient me consulter en 1901. Fréquence des mictions, 3 ou 4 fois la nuit, le jour toutes les heures et demie.

Examen. — *Urines* troubles avec grumeaux dans les deux verres, surtout dans le deuxième.

Prostate. — Assez volumineuse (hypertrophie diffuse), peu douloureuse.

Urèthre. — Très fort rétrécissement au niveau du bulbe, franchi avec un 14. Mais la boule, comme les bougies, se trouve, en outre, arrêtée dans l'urèthre postérieur où elle accroche un anneau dur et scléreux, puis une série de bosselures. Elle est sentie par le toucher rectal. Tous les instruments se trouvent d'ailleurs enserrés dans la traversée prostatique.

Vessie. — Ne se vide pas complètement. 40 à 50 grammes de résidu.

Traitement. — Dilatation régulièrement pratiquée. Mais on ne peut passer dans l'urèthre postérieur que des numéros inférieurs à ceux que l'on passe dans l'urèthre antérieur. Le malade se blesse un jour en se sondant lui-même. Il doit s'agir d'une blessure de l'urèthre postérieur, car le saignement se fait dans la vessie, et se mélange à l'urine, sans qu'il s'écoule de sang par le méat. Je pousse la dilatation jusqu'au 50, mais ne puis dépasser ce chiffre. Elle se fait toujours difficilement, surtout dans l'urèthre postérieur. A partir de ce moment, les urines restent claires en général, sauf certains moments où elles se troublent momentanément. Mais la dilatation ne se maintient pas, et le rétrécissement récidive très vite surtout dans l'urèthre postérieur. Le malade qui est un cardiaque asystolique, ne vient plus se faire soigner.

Observation V

(Ibid.

Prostatite chronique avec rétention chronique incomplète et infection vésicale. — Rétrécissement de l'urèthre postérieur.

V..., 58 ans. Pas de syphilis. Deux blennorrhagies à l'âge de 21 et 34 ans, guéries très rapidement, dit le malade, par le traitement interne et les injections. Depuis 10 ans, le malade se lève la nuit pour uriner et constate que son jet d'urine se rétrécit. Il y a 4 ans, douleurs sourdes dans le bassin, l'hypogastre, les bourses ; urines troubles, difficultés à uriner, prostate douloureuse. Un spécialiste consulté porte le diagnostic de prostatite et fait des instillations qui clarifient les urines. Puis le malade étant considéré comme grand neurasthénique, on lui conseille l'électrisation : celle-ci, employée sous forme de bains électriques, amène un grand soulagement. Il y a 6 mois, nouvelle poussée de prostatite (fièvres, urines troubles, fréquence de miction, surtout pendant la nuit) ; un médecin consulté, parle de fièvre urineuse.

Examen. — Le malade se plaint toujours de difficultés à uriner, de retards dans la miction ; il ne peut facilement uriner que dans la position accroupie.

Urines légèrement troubles.

Prostate peu grosse, mais très sensible. On sent quelques irrégularités et bosselures dans le lobe gauche.

L'expression fait sourdre au méat plusieurs gouttes de liquide prostatique blanchâtre (hypersécrétion).

Les urines recueillies après massage de la prostate, sont assez troubles avec grumeaux.

Urèthre. — Méat très étroit. Anneau congénital à 2 centimètres en arrière du méat. Canal très sensible, semble rétréci dans son ensemble, mais cette apparence est plutôt due à la contraction douloureuse provoquée par l'exploration.

Sphincter très sensible ; se laisse cependant franchir assez facilement.

On trouve dans l'urèthre postérieur un obstacle à 2 centimètres environ en arrière du sphincter. Pression non douloureuse. Une olive n° 16 permet de franchir cet obstacle contre lequel elle bute très nettement au retour : en arrière de ce point, il semble que l'explorateur tombe dans une grande cavité qui est la vessie dilatée. Les mêmes sensations sont obtenues avec les différentes espèces de sondes. Il s'agit donc ici d'un rétrécissement de l'urèthre postérieur, semblant siéger surtout à la région inférieure, et causé ou tout au moins entretenu par la prostatite concomitante.

Vessie. — Aucune sensibilité au contact, ni à la tension. Très bonne capacité vésicale.

La vessie ne se vide pas. On trouve toujours après la miction un résidu variant entre 40 et 150 grammes d'urines parfois troubles.

Parfois celui-ci atteint 200 et même 300 grammes.

Observation VI

(Ibid.)

Prostatite chronique. — Rétrécissements de l'urèthre antérieur et postérieur. — Rétention chronique incomplète. — Infection vésicale et rénale double. — Prostatectomie périnéale totale. — Mort par urémie.

C..., 36 ans. Première blennorrhagie il y a 12 ans, durant plusieurs mois. Le malade garde une goutte. Double orchite plusieurs mois après. Pas de cystite.

Il y a 4 ans, le malade éprouve des difficultés de plus en plus grandes à uriner, de la difficulté et du retard à la miction, le matin surtout, de la fréquence nocturne des mictions.

L'année dernière, le malade se décide à consulter un médecin, qui lui passe un explorateur à boule olivaire n° 12 dans le canal, dilatation au béniqué : à la deuxième séance (béniqué n° 27), violente hémorragie.

On pratique alors une uréthrotomie interne. Le malade souffre beaucoup après l'opération ; le lendemain, la sonde à demeure est expulsée ; ponction aspiratrice sus-pubienne ; plus tard, on ne peut lui réintroduire que la sonde à béquille n° 13. Les lavages vésicaux par la sonde étant mal supportés, on retire la sonde. Pas de dilatation après l'uréthrotomie. Le malade raconte que ses urines, qui étaient très claires avant l'opération, sont devenues et restent troubles depuis l'opération.

Il vient me consulter le 12 juin 1902.

Examen. — Pas de goutte uréthrale. Très petit jet filiforme.

Urines. — Très troubles avec filaments dans les deux verres.

Miction. — Fréquence : toutes les heures le jour et la nuit. Douleurs plutôt au début et à la fin de la miction. Le malade est obligé de faire un grand effort, au début de la miction ; le retard est très marqué.

Parfois envies impérieuses. Il existe toujours des contractions douloureuses au début de la miction qui rendent celle-ci très pénible.

Urèthre. — Avec un explorateur n° 20, trois rétrécissements dans l'urèthre pénien. Un 14 passe avec peine au niveau du bulbe, et se trouve, en outre, arrêté par l'urèthre prostatique à 3 centimètres environ en arrière du sphincter : il s'agit donc là d'un véritable rétrécissement de l'urèthre postérieur ; la preuve de la localisation est fournie par le toucher rectal qui permet de sentir la boule exploratrice (signe indiqué par Bazy).

Prostate. — Grosse, très indurée. Il existe deux lobes très nettement séparés, à surface lisse : le lobe gauche est plus volumineux. Massage douloureux. Urine après massage, très trouble, avec très nombreux grumeaux.

Vessie. — La vessie ne se vide pas, 150 à 200 grammes de résidu (urines très troubles avec de nombreux grumeaux). D'ailleurs, la palpation hypogastrique avait permis de constater de la matité et de la douleur dans la région sus-pubienne, dues sans doute au globe vésical distendu : il existe même au-dessus du pubis un point spécialement douloureux, que le malade attribue à la ponction hypogastrique pratiquée après son uréthrotomie : il prétend même que, lorsque sa vessie se remplit, il éprouve à ce niveau des tiraillements.

Urines. — Contiennent de l'albumine (0 gr. 90 par litre) ; beaucoup de pus et de très nombreux microbes : coli-bacille, streptocoque et bacille de Friedlander.

Traitement. — Urotropine 1 gr. 50 par jour. Dilatation de l'urèthre par les bougies molles d'abord, puis au béniqué. Massages de la prostate. Lavages et instillations de nitrate d'argent. Les dilatations poussées jusqu'au 54 béniqué après méatotomie, ne modifient en rien le jet, qui reste toujours filiforme, même lorsque le malade urine de suite après une séance de dilatation ; il semble donc bien que l'obstacle, dans ce cas, est prostatique bien plus qu'uréthral : d'ailleurs, le passage de boules exploratrices n° 16, et de gros béniqués, permet de sentir bien nettement à 2 ou 3 centimètres en arrière du sphincter, dans l'urèthre prostatique par conséquent, un arrêt très net. Les plus gros béniqués même, qu'on a pu introduire (54), rencontrent plus loin, au même niveau du col, une vraie barre prostatique, très saillante : pour la leur faire franchir, il faut abaisser très bas le manche du béniqué : on sent alors que le bec entre dans la vessie, après avoir accroché une saillie très prononcée.

Les massages de la prostate, d'abord douloureux, sont ensuite bien supportés et permettent d'évacuer des sécrétions glandulaires, car les urines sont beaucoup plus troubles après ; ils facilitent la miction d'après le malade, mais la seule chose qui provoque un jet puissant et fort, c'est le coït, sans doute en vidant la glande, et la décongestionnant ainsi.

Les lavages vésicaux au nitrate d'argent ramènent énormément de grumeaux et de saletés ; je les pousse jusqu'à 1/300, car ils sont bien supportés, même à cette dose.

Les mois de juillet, août et septembre 1902, sont particulièrement mauvais pour le malade : il survient une série de poussées rénales dont quelques-unes très graves, avec très mauvais état général (nausées, fièvre et frissons, soif intense, vomissements, anorexie complète). C'est seulement alors que je constate un rein droit mobile infecté, et pendant une des poussées rénales, je trouve le rein gauche douloureux et très augmenté de volume (il dépasse de trois travers de doigt le rebord des fausses côtes).

Le jet d'urine est toujours filiforme, malgré les hautes dilatations ; le coït n'amène plus aucune amélioration dans la miction, la prostate est un peu moins grosse, mais possède toujours deux lobes nets et saillants, surtout le lobe gauche.

Je remarque, en outre, que, pour passer les béniqués, il faut faire décrire à ceux-ci une courbe très brusque, immédiatement en dessous du pubis ; si l'on n'y prend garde, les béniqués, comme tous les autres instruments d'ailleurs, s'enfoncent dans le cul-de-sac du bulbe, et se coiffent de la muqueuse à ce niveau. Les gros béniqués provoquent des douleurs atroces, dit le malade : c'est comme « s'ils faisaient éclater son canal », prétend-il, surtout dans la profondeur.

Je fais entrer ce malade dans une maison de santé, et devant la persistance de ces troubles de la miction, de la rétention chronique incomplète, compliquée d'infection grave des voies urinaires, mettant sa vie en danger, devant la certitude que tous ces troubles sont d'origine prostatique, je pratique le 10 octobre 1902 la prostatectomie totale par la voie périnéale, que j'avais proposée au malade deux mois auparavant.

Je ne puis introduire jusque dans l'urèthre postérieur le cathéter coudé d'Albarran et j'en ai l'explication quand, après avoir pratiqué l'incision prérectale habituelle, je tombe sur un bulbe de l'urèthre énorme : la cavité formée par le bulbe dilaté est bien grosse comme une petite noix, et forme une masse sombre, mince et tremblotante.

Pour éviter cette dilatation bulbaire considérable, je me porte un peu en arrière et cherche l'espace décollable recto-prostatique, mais en vain ; il semble qu'il existe à ce niveau de très nombreuses adhérences : pendant ces recherches, je blesse même légèrement le rectum, dont l'ampoule poussait très nettement un prolongement sus-bulbaire, disposition sur laquelle Proust a insisté. Suture immédiate de la plaie rectale.

Je tombe enfin sur l'espace décollable. La prostate apparaît alors recouverte de l'aponévrose prostato-péritonéale ; elle ne fait pas grande saillie et ne semble pas trop volumineuse. Incision de la capsule très adhérente à la glande. Je poursuis le décollement très haut, surtout à gauche, malgré ses difficultés. Je fais alors le tour des deux lobes prostatiques, que je sens très bien : ils ne sont pas très gros, mais semblent, au doigt, très bombés et très durs : en outre, ils remontent haut du côté de la vessie.

Boutonnière uréthrale de 2 centimètres environ sur le cathéter coudé que j'ai enfin réussi à faire rentrer dans l'urèthre prostatique, en le guidant à travers la paroi uréthrale et en soulevant le bec pour lui faire franchir la cavité du bulbe. J'introduis alors mon index dans l'urèthre prostatique, mais il m'est impossible de l'y faire avancer, je le sens enserré de toutes parts : il en est de même de mon petit doigt qui éprouve une résistance invincible de la part de ces tissus prostatiques péruréthraux excessivement durs et qui ne se laissent absolument pas repousser.

Je puis me rendre ainsi un compte exact de la diminution considérable du calibre du canal prostatique que m'avaient déjà révélée les explorations et dilatations, diminution liée à la sclérose péri-uréthrale et prostatique qui a entraîné un véritable rétrécissement concentrique de l'urèthre postérieur tout entier. Je puis enfin introduire un béniqué 52, qui avance, bien que très serré, et finit par buter contre un obstacle au niveau du col (barre prostatique). Me rappelant mon premier cas de prostatectomie, je me décide à pratiquer le morcellement de la partie antérieure des lobes latéraux, en sculptant l'urèthre prostatique. Je puis alors facilement introduire mon petit doigt, puis mon index, et sentir l'épaisseur prostatique qui entoure la partie postérieure de l'urèthre prostatique et le col vésical mais qui se prolonge aussi en avant de façon à entourer l'urèthre d'un véritable cylindre rigide ; cette épaisseur de tissu est assez considérable, mais surtout très dure et très résistante, ne permettant pas encore d'abaisser le col. Il semble qu'il existe à ce niveau un véritable obstacle en forme d'accent circonflexe dont l'angle soulèverait verticalement le col vésical, et dont les 2 versants seraient constitués en avant par l'urèthre prostatique, en arrière par la portion sous-cervicale de la vessie déprimée en un véritable bas-fond. Cette disposition rend compte des sensations fournies par le cathétérisme. Extirpation du lobe droit, puis du lobe gauche en 2 ou 3 prises ; le tissu prostatique est très dur à couper et crie sous les ciseaux, il semble très scléreux et saigne très peu. J'introduis alors l'index dans l'urèthre prostatique avec une grande facilité ; je sens la paroi relativement souple tout autour du doigt et n'ai plus la sensation de résistance que j'avais nettement perçue lors du premier essai d'introduction de l'index. J'abaisse alors l'urèthre prostatique et le col vésical, devenus très mobilisables.

C'est seulement à ce moment que tout le liquide contenu dans la vessie s'écoule en abondance. Il en restait encore beaucoup bien que le malade, sous l'influence de contractions vésicales violentes, ait vidé en partie sa vessie au début de l'opération, ce qui prouve l'existence d'un bas-fond vésical, très prononcé, bas-fond au niveau duquel s'épuise la contractilité vésicale, l'orifice d'évacuation se trouvant déplacé et reporté plus haut. Le liquide sort nettement purulent entrainant un grand nombre de peaux et de grumeaux qui devaient stagner dans les parties les plus déclives du bas-fond vésical, et que les lavages vésicaux ne pouvaient sans doute entraîner.

A droite, je vois très nettement la section du canal éjaculateur, en arrière duquel je sens le canal déférent, et la vésicule séminale à gauche : je ne vois rien au milieu des débris de la capsule, mais je sens la vésicule séminale gauche épaisse. J'avais donc formé le projet, étant donné l'âge du malade et pour lui conserver ses fonctions génitales, d'aboucher les canaux éjaculateurs ou les ampoules des canaux déférents et des vésicules séminales dans la boutonnière uréthrale ; mais le pouls du malade devenant faible, et l'opération ayant été un peu longue, je me décide à sectionner l'ampoule du canal déférent, et la vésicule séminale, de chaque côté, puis à faire une ligature de ces conduits au catgut. On voit alors très bien les orifices des deux conduits.

Mise en place du drain périnéal qui remplit presque complètement la boutonnière uréthrale, aussi n'y a-t-il pas besoin de sutures. Le malade n'a pas beaucoup saigné, sauf au moment de la section des vésicules séminales ; mais un tamponnement a vite arrêté l'hémorragie. Cependant le pouls est faible, le malade a été cyanosé pendant le chloroforme (il a eu autrefois une double pleuro-pneumonie). Caféine, éther, sérum.

Suites opératoires. — Le drain fonctionne bien ; mais je suis obligé de le raccourcir. La plaie a très bon aspect. Mais le pouls devient au bout de quelques jours de plus en plus rapide (de 130 à 140). Température, de 39° à 34°. Céphalalgie, vomissements, sueurs d'urée. Diminution des urines, pour anurie presque complète. Le malade meurt d'urémie le 8e jour après l'opération.

Examen microscopique de la prostate et des vésicules séminales enlevées. — Poids de la prostate enlevée, 15 grammes. Les tubes glandulaires sont les uns dilatés, bourrés de cellules desquamées, figurant des cavités kystiques parfois vides, parfois remplies de détritus cellulaires et de granulations amorphes. Les autres, et c'est le plus grand nombre, sont très réduits, comprimés, affaissés par l'exubérance du tissu conjonctif voisin qui les enserre. Certains endroits de la préparation en sont même totalement dépourvus. Enfin, quelques-uns de ces tubes ont l'aspect normal et sont tapissés par une couche de cellules cylindriques. Quant au tissu fibro-musculaire formant la trame même de la prostate, il est énormément hypertrophié, formant des nappes scléreuses, englobant et étouffant l'élément glandulaire ; par places, quelques traînées de cellules lymphatiques indiquent un certain degré d'infiltration leucocytaire. Les vaisseaux sont excessivement rares, et ne semblent pas participer au processus hypertrophique.

Les vésicules séminales et canaux déférents paraissent à peu près sains.

Observation VII

(Keyes. — Annales des maladies des organes génito-urinaires)

21 mai 1894. — M. C... 38 ans. A souffert de mictions fréquentes et douloureuses, augmentant graduellement de 1882 à 1888, époque où il subit une uréthrotomie. Cela ne l'améliora pas ; et, en 1891, il s'aperçut que sa vessie ne pouvait se vider complètement, et commença à user de la sonde. Puis après, injections de nitrate d'argent pendant un certain temps; la vessie sembla se vider durant un an ; à ce moment, la rétention incomplète réapparut, et actuellement, il est, depuis 3 mois, sous la dépendance de la sonde. Il a des frissons fréquents. L'urine contient 2 % d'albumine en poids et beaucoup de cylindres. La prostate est normale, la vessie atone.

29 mai. — L'uréthrotomie externe montre un urèthre postérieur fibreux et un col vésical que l'on incise ; mais il reste une contracture de la prostate ; on la détruit par une violente divulsion.

La convalescence fut interrompue par une hémorragie profuse secondaire, qui dura toute la deuxième semaine.

3 septembre. — Urine encore purulente. Résidu urinaire de 300 cent. cubes.

29 juin 1895. — Etat stationnaire.

Observation VIII

(Ibid.)

1888. — H. J..., 35 ans, vient se plaindre d'une uréthrite chronique. Elle consiste en une goutte matinale muqueuse de l'urethrorrhée. L'urine ne contient ni pus, ni filaments. Il est nerveux.

20 avril 1890. — Une infection récente lui laisse une légère uréthrite postérieure.

18 janvier 1891. — L'uréthrite continue. Il est précisément à une période d'exacerbation due à des excès sexuels.

19 avril 1891. — L'urèthre semble bien ; chancre induré, roséole. Traité pour sa syphilis jusqu'en 1894.

23 janvier 1895. — Mictions fréquentes. L'urine est très purulente et ammoniacale. Il y a parfois un écoulement.

22 février 1900. — En dépit de la dilatation jusqu'au 27 Charrière, des irrigations, du traitement endoscopique et d'un séjour à Carlsbad, il continue à souffrir d'un reste d'uréthrite. L'urine contient actuellement un peu de pus ; l'excrétion est normale. Il y a des traces d'albumine et beaucoup de bactéries. Prostate pas grosse, urèthre de 18 centimètres de long ; résidu 8 grammes. La miction est parfois impérieuse, mais il y a peu de douleurs. Il urine presque toutes les heures le jour ; la nuit six fois.

26 novembre 1900. — Uréthrotomie externe qui montre un col rigide que l'on brûle à une profondeur de 1 centimètre.

3 juillet 1901. — Il est bien, mais légère incontinence d'urine.

Janvier 1905. — L'incontinence légère persiste.

Observation IX

(Ibid.

23 septembre 1881. — H. R. L... 21 ans, cherche un soulagement pour des émissions nocturnes qui surviennent une fois par semaine. C'est un homme de physique robuste, mais quelque peu nerveux. Sa figure est rouge, sa langue blanche. Il a de la céphalalgie le matin et est sujet à des attaques de vertige. L'urine contient des cristaux d'oxalate de chaux, mais est normale d'ailleurs. Pendant les années suivantes et jusqu'en 1888, il fut traité pour céphalalgie et vertige.

9 août 1894. — Il vient avec une cystite aiguë blennorrhagique, qui ne dura que quelques semaines, mais lui laissa une uréthrite postérieure chronique qui ne s'améliora pas jusqu'au 23 octobre 1895.

Il n'y eut plus aucune histoire uréthrale, quoiqu'il continuât de souffrir de céphalalgie, jusqu'au 13 février 1903 ; à ce moment il raconte qu'il souffre de besoins d'uriner fréquents et impérieux : il urine toutes les heures dans la journée, pas la nuit. Le jet est sans force et vient lentement comme celui d'un prostatique. La prostate n'est pas grosse : l'urèthre a 19 centimètres de long; résidu urinaire, 245 cent. cubes. L'urine est mousseuse. La sonde 27 Charrière pénètre facilement dans la vessie. Le malade refusa une opération, mais fut vu de temps en temps et l'urine fut toujours trouvée sans pus, le résidu variant entre 200 et 300 cent. cubes. Il se servit de la sonde, avec lavages d'acide borique et urotropine, irrégulièrement et s'infecta en novembre 1903 ; les symptômes restent les mêmes. L'infection ne fut jamais grave.

12 mars 1904. — Uréthrotomie externe. On trouve tout l'urèthre membraneux et prostatique étroitement contracturé, la prostate normale comme dimensions. L'urèthre fut dilaté avec le doigt et une incision (brûlure) de 0 cm. 75 fut faite sur le col de la vessie. L'hémorragie cessa le 1er jour. Un drain périnéal fut enlevé le 4e jour. Il y eut rétention complète pendant 24 heures, puis frisson et température à 101 (38°3) mais dans la nuit il n'urina qu'une fois par la plaie périnéale. Sort de l'hôpital le 18e jour avec un résidu de 60 cent. cubes.

26 mars 1904. — Pas de résidu. Miction toutes les 2 heures le jour, une seule fois la nuit. L'infection persiste.

1er février 1905. — Il est absolument bien, sauf que, s'il reste encore assis plusieurs heures, il perd quelques gouttes d'urine. Mais ce n'est pas suffisant pour le préoccuper. L'urine et la miction sont normales.

Observation X

Ibid.

26 avril 1902. — Y. G..., 57 ans. A 26 ans a eu une épididymite blennorrhagique et une rétention aiguë nécessitant le cathétérisme. Depuis lors il a uriné une ou deux fois par nuit. L'été dernier il a eu une pleurésie avec épanchement et, pendant la convalescence, une rétention temporaire d'urine et une incontinence nocturne momentanée ; mais pas de douleur, pas d'augmentation de fréquence. Depuis, cependant, il a uriné de plus en plus souvent, et depuis 3 semaines il urine toutes les 2 heures. A ce moment il fut sondé et infecté et urina ensuite toutes les 15 minutes avec incontinence jour et nuit. Actuellement il a 2.000 cent. cubes d'urine résiduale, est

complètement infecté ; son urine contient un dixième de pus surtout rénal. Il peut difficilement marcher, tant il est faible ; pouls 120, température 104 F (40° c). Urèthre 18 centimètres, prostate normale.

27 avril. — Uréthrotomie externe. Col vésical rigide cautérisé jusqu'à 1 cent. 1/2 de profondeur.

3 mai. — Résidu 460 cent. cubes. Il est rétabli de son infection urinaire.

5 mai. — Résidu 240 cent. cubes.

8 mai. — Résidu 145 cent. cubes.

22 mai. — Résidu 8 cent. cubes.

21 janvier 1903. — Résidu 12 cent. cubes. Il persiste une légère pyélonéphrite catarrhale.

25 novembre 1904. — Il urine encore 2 fois par nuit et toutes les 3 heures le jour. A la fin de la miction il laisse écouler quelques gouttes pendant 2 ou 3 minutes ; en dehors, il a une continence parfaite, et peut rester jusqu'à 5 heures sans uriner. Résidu 20 cent. cubes. Il refuse tout traitement pour sa pyélo-néphrite et se considère comme bien. Il dit que l'urotropine lui cause des érections dont il n'a que faire.

Observation XI

(Ibid.)

12 juin 1901. — S. A.... 64 ans, souffre depuis plusieurs années de mictions fréquentes et retardées et d'érections nocturnes gênantes. Il urinait d'habitude une fois par nuit jusqu'à l'hiver dernier et depuis 2 ou 3 fois par nuit, et le jour entre une demi-heure et deux ou trois heures : pas d'infection. Il nie toute maladie vénérienne. Le lobe gauche de la prostate

est gros et très dur. Il est un peu nerveux, et ne permet pas d'examen plus approfondi.

16 juin 1902. — Depuis une semaine irritation aiguë. Il a uriné toutes les 10 minutes la nuit dernière, et toutes les demi-heures la journée d'hier. L'urèthre à 20 centimètres de long. Résidu 17 cent. cubes.

10 février 1903. — Encore sans infection : il urine 4 fois la nuit et toutes les demi-heures le jour, mais parfois toutes les deux heures, la prostate n'est pas modifiée.

20 novembre 1904. — Urine de 3 à 6 fois par nuit : le jour entre demi-heure et 1 heure 1/2. Urèthre 20 centimètres. Résidu 62 cent. cubes. Pas d'infection. Trace d'albumine. Cylindres hyalins. Le lobe gauche de la prostate a environ deux fois le volume qu'il avait : le lobe droit est normal. Les érections nocturnes sont devenues pires et actuellement il est toute la nuit en état de priapisme.

7 décembre. — L'uréthrotomie externe revèle un col vésical dur, fibreux : le lobe gauche de la prostate est augmenté jusqu'à 4 fois son volume normal. Lobe droit absolument normal. Comme l'hypertrophie prostatique semble n'avoir aucun rapport avec la miction, l'expérience fut faite de la respecter, en sectionnant au cautère le sol de la vessie jusqu'à une profondeur de 1 centimètre sur le côté droit. Il n'y eut aucune complication opératoire, sauf une congestion hémorroïdaire. Le priapisme cessa dès le moment de l'opération.

15 avril 1905. — Guérison. Miction toutes les 5 heures. La vessie peut contenir 300 cent. cubes. Ni infection, ni résidu.

Observation XII

(Ibid.)

29 août 1896. — T. J... 41 ans. Le malade, qui nie tout traumatisme ou blennorrhagie, a depuis quelques années des mictions impérieuses et fréquentes. Il y a un an, un abcès périnéal survint spontanément et fut évacué à l'extérieur. Depuis lors il urinait toutes les 2 heures le jour et une fois la nuit. Il y a de la douleur pendant et après la miction. L'urine est phosphatique, mais ne contient pas de pus ; urine résiduale 5 cent. cubes.

9 septembre. — Uréthrotomie externe, col vésical fibreux qu'on incise, convalescence sans incident.

4 octobre 1897. — Le malade s'est bien porté depuis l'opération, mais il souffre encore de divers symptômes nerveux et je crois qu'il s'adonne à la morphine.

1904. — Un ami me raconte qu'il se porte absolument bien.

Observation XIII

(Ibid.)

30 janvier 1904. — F. J... 39 ans. Première blennorrhagie en 1890, courte ; deuxième en 1902. Celle-ci se continua jusqu'en 1903, où se développa un abcès de la prostate qui s'ouvrit dans l'urèthre. Pendant cet été, il semble avoir été bien pendant 2 mois, mais rechuta après avoir bu du champagne. Depuis il y a un léger écoulement uréthral, une pyurie constante, et un peu de fréquence des mictions, toutes les deux heures, avec de la difficulté et du spasme. Pas de tuberculose ;

la prostate est congestionnée, vésicules normales. Albumine 1.5 % en poids. La région du rein gauche est légèrement sensible.

21 juin. — Il a été en Floride où il s'est beaucoup amélioré ; mais actuellement il a une pyurie rénale caractéristique, intermittente. Il urine de 3 à 5 fois par nuit et normalement le jour. Il y a de la douleur pendant la miction, pas de spasme terminal. Résidu 125 cent. cubes : urine purulente.

29 juin. — Uréthrotomie externe. On trouve la prostate normale ; le col de la vessie rigide et contracté. Il fut incisé au cautère à une profondeur de 3/4 de centimètre.

8 juillet. — Résidu 8 cent. cubes. Miction sans douleur.

Décembre 1904. — Entièrement bien. Pas de résidu.

Observation XIV

(Ibid.

30 décembre 1894. — W. M... 32 ans. A eu plusieurs blennorrhagies. Une uréthrotomie interne fut faite en 1890, après laquelle il se porta bien pendant 2 ans ; mais il ne se sonda pas ; et en juillet 1893 la goutte revint. La dilatation par les sondes le soulagea un peu, mais son symptôme principal, miction douloureuse et impérieuse, persista. Il est nerveux ; a de la polyurie hystérique ; mais l'urine ne contient pas de pus.

2 novembre. — Uréthrotomie externe. Le col de la vessie était si profondément fibreux qu'il ne put être forcé ; il fut profondément incisé et un drain périnéal fut placé et gardé 9 jours. Convalescence sans incident. Il fut vu en 1896 et 1898 complètement guéri.

Observation XV

(Ibid.)

19 mars 1898. — W. L... 32 ans. Depuis 5 ans il a souffert constamment de névralgie prostatique et testiculaire. Le besoin d'uriner est impérieux, douloureux et accompagné de ténesme ; mais il n'urine pas la nuit.

11 septembre. — Le massage prostatique et les douches rectales à l'eau chaude ont peu à peu diminué les symptômes, au point qu'actuellement il n'a qu'une légère douleur périnéale quand la vessie est pleine.

6 novembre. — Retour de la névralgie, due à un rapport sexuel.

17 février 1899. — Uréthrotomie externe. On incise le col de la vessie qui est fibreuse. Convalescence sans incident.

21 mai. — Quoique en bien meilleure santé qu'avant l'opération, les rapports lui causent encore un peu de douleur dans le testicule et il y a encore incontinence d'urine.

9 juillet. — L'incontinence a tout à fait disparu.

26 novembre. — Pas d'incontinence, légère douleur après les rapports.

Observation XVI

(Ibid.)

22 décembre 1895. — A. L... 34 ans. Miction impérieuse et douloureuse toutes les 2 heures le jour, et une fois la nuit. L'urine est purulente en totalité.

L'épididyme gauche et la vésicule sont légèrement enflammés.

L'urèthre reçoit une sonde 27 Charrière, qui est serrée à la réunion bulbo-membraneuse.

Le malade fut traité par des instillations dans l'urèthre, mais fut aggravé.

11 mars 1896. — Urethrotomie externe. Le rétrécissement est sectionné, et le col vésical fibreux profondément incisé. Après l'opération, il saigna d'une façon inquiétante pendant plusieurs jours, mais finalement entra en convalescence.

6 décembre 1896. — En dépit d'un traitement local persévérant, l'urine est encore purulente et il y a encore une incontinence d'urine abondante. Il commence à suinter aussitôt après avoir vidé sa vessie et continue ainsi jusqu'à la miction suivante.

Observation XVII

Ibid.

16 juillet 1894. — J. B..., 35 ans. Jamais de blennorrhagie ; mais il a un rétrécissement traumatique à la suite d'une chute à califourchon en 1874. Une bougie filiforme peut seule pénétrer dans l'urèthre postérieur.

20 juillet. — L'uréthrotomie externe montre un rétrécissement épais de l'urèthre membraneux et un épaississement fibreux du col de la vessie.

Les deux sont sectionnés à fond. Convalescence sans incident.

9 octobre. — L'urèthre accepte un 28 Charrière que l'on passe une fois par semaine.

Oeservation XVIII

(Ibid.)

21 janvier 1901. — H. G..., 29 ans. Urine toutes les heures le jour et 3 à 5 fois la nuit ; miction impérieuse et douloureuse. La première blennorrhagie date de 11 ans et dura deux ans ; depuis, il a eu plusieurs récidives. Son état actuel existe depuis une récidive grave, il y a deux ans et demi. Il a empiré depuis un an. L'urine est purulente, et à l'angle pénoscrotal, il y a un rétrécissement admettant à peine un 17 Charrière. Résidu, 105 centimètres cubes.

22 janvier 1901. — Uréthrotomie interne et externe. Le rétrécissement fut incisé jusqu'au 31. Le col de la vessie rigide fut coupé au cautère. La prostate était normale.

28 février. — La vessie se vide seule. Il urine toutes les trois heures le jour, point la nuit. Il a parfois une légère incontinence.

Mars. — Il va bien.

Observation XIX

(Ibid.)

15 septembre 1891. — R. H..., 43 ans. A souffert d'un rétrécissement depuis plusieurs années. Aucun instrument n'a pu être introduit. Il eut une fois une rétention qui fut guérie par une ponction vésicale. Tout le périnée est induré et dur avec des fausses routes. Uréthrotomie externe sans guide. L'urèthre fut trouvé rétréci d'un bout à l'autre et fut incisé

tout le long. Les indurations périnéales furent excisées et le col de la vessie rigide fut incisé à fond.

25 octobre. — La convalescence n'a pas été interrompue. Il passe maintenant une sonde n° 32, mais a encore 25 centimètres cubes de résidu.

Observation XX

Ibid.

17 septembre 1900. — F. M..., 49 ans. En 1875, le malade eut une blennorrhagie compliquée d'une cystite grave. Depuis lors, la miction a été gênée et lente.

En 1895, hémorragie spontanée, suivie d'une rétention complète. Il guérit, mais commença à se servir de la sonde depuis deux ans, et en fut complètement esclave depuis. Pendant la dernière année, il a perdu 20 livres (7 kil. 500). L'urine est purulente et contient des traces d'albumine ; la prostate est très petite ; l'urèthre a 16 centimètres et demi de long. Résidu 330 centimètres cubes.

8 octobre. — Il s'est sondé, a lavé régulièrement sa vessie, et pris de l'urotropine et des hypophosphites.

16 octobre. — Uréthrotomie externe, le col de la vessie fibreuse est incisé. Le malade saigne abondamment pendant plusieurs jours après l'opération.

22 novembre. — Le drain périnéal a été enlevé le 22 octobre. Il urine toutes les trois heures. Il y a une légère incontinence nocturne et la plaie laisse encore suinter quelques gouttes.

Mars 1901. — La plaie est fermée. Pas d'incontinence. Le malade vide sa vessie, va parfaitement bien.

Observation XXI

(Ibid.)

18 avril 1904. — M. S..., 59 ans. Urine fréquemment depuis plusieurs mois. On lui trouve environ 250 cmc. de résidu en décembre dernier. L'urine est purulente et contient 0,125 % de son poids, d'albumine et des cylindres. La prostate n'est pas grosse ; le résidu actuel est de 130 cmc. Il urine trois fois par nuit, toutes les heures le jour.

19 avril. — Résidu 220 cmc. Il prend deux ou trois grains de morphine par jour (0 gr. 13 à 0 gr. 19).

23 avril. — L'irritation n'étant pas soulagée par le traitement local, on fait une uréthrotomie externe et le col de la vessie rigide est incisé au cautère à une profondeur de 3/4 de centimètre. Le rétrécissement était anormalement resserré. Après l'opération, la fonction rénale se maintint bien, mais les forces du malade déclinèrent graduellement. Il s'infecta de plus en plus et mourut le 22e jour.

Observation XXII

(Ibid.)

25 avril 1904. — R. M..., 60 ans. Souffre depuis huit ans d'ataxie locomotrice. Depuis sept ans, il s'est parfois servi de sondes. Il est très gêné par des douleurs fulgurantes, mais sa démarche est assez régulière. Urèthre 22 cmc. Résidu 140 cmc. Urine purulente contenant de l'albumine et des cylindres.

2 mai. — Il se sonde deux fois par jour, et aujourd'hui a 500 cmc. de résidu.

14 juin. — Depuis trois jours, rétention complète aiguë. Aujourd'hui, résidu de 100 cmc. Il se refuse à continuer les sondages et préfère tenter une opération.

1er juillet. — Uréthrotomie externe : col de la vessie épais cautérisé à une profondeur de 3/4 de centimètre.

14 juillet. — Il a eu une rétention complète jusqu'à aujourd'hui, actuellement résidu de 75 cmc.

4 août. — Je constate maintenant qu'il ne peut pas uriner jusqu'à ce que la vessie contienne au moins une pinte (ol. 470). Mais partant pour uriner de cette quantité, il peut vider sa vessie complètement.

28 décembre. — La santé générale est grandement améliorée, et la constipation chronique dont il souffrait depuis des années a disparu depuis l'opération. J'injecte 250 cmc. et il ne peut expulser une goutte ; j'injecte 500 cmc., et il vide tout, sauf 4 cmc. Il a encore de la bactériurie acide, et se refuse à prendre aucun soin de sa personne.

Observation XXIII

(Ibid.)

29 nov. 1904. — L. J...., 39 ans. Vient se plaindre de mictions fréquentes, difficiles et douloureuses. En 1886 et 1888, il a eu des crises d'uréthrite durant, d'après son récit, moins d'une semaine. Il se maria en 1890, et quoique sa femme fût bien portante, n'a pas eu d'enfants. En 1892, survint une hématurie soudaine, spontanée, qui dura 24 heures. Aussitôt il commença à uriner fréquemment et quoique l'hématurie fût arrêtée et ne reparût plus, il n'a jamais pu depuis garder son urine plus de trois heures. Au début, il était très irrité,

urinant toutes les heures ou plus souvent et allant de mal en pis depuis trois ou quatre semaines, quand il vient à l'hôpital avec une température de 103° (39°4). Il resta au lit quatre mois, pendant lesquels il ne fit aucun traitement local, mais sous l'influence de l'huile de foie de morue, il gagna du poids et pesait 135 livres, le plus qu'il ait jamais pesé. Depuis qu'il a quitté l'hôpital, il urine d'habitude toutes les heures le jour, toutes les deux heures la nuit.

En 1895, sous l'influence de la dilatation forcée, sa vessie arriva en quelques semaines à la capacité de 250 cmc., mais cette amélioration ne dura que quelques semaines et actuellement sa capacité vésicale n'est que de 65 cmc. La miction est très difficile et lente, précédée d'une douleur sus-pubienne et suivie de spasme uréthral. L'urèthre a 18 cm. de long et est très sensible. Le rectum est lui aussi sensible. L'urine est trouble avec du pus et contient des cristaux avec de l'acide urique, et des globules rouges, mais pas de cylindres. Les rayons X montrent qu'il n'y a pas de calcul.

30 novembre. — Incision périnéale. La prostate est atrophiée, les deux vésicules distendues et épaissies. Le col vésical est si serré que le doigt ne peut passer, mais si friable qu'il y pénètre facilement. Il le distend complètement.

Après l'opération, le sang s'arrêta pendant deux jours. Le drain fut enlevé le troisième jour, et il se leva le cinquième.

La plaie guérit lentement et la miction resta aussi fréquente qu'avant ; mais la difficulté pour le début de la miction avait disparu et la douleur était guérie.

9 mars 1905. — Il y a encore un trajet périnéal qui ne communique pas avec l'urèthre. L'état est le même que lorsqu'il est sorti de l'hôpital. Il a pris de l'huile de foie de morue et se trouve très bien. Les irrigations rectales ne lui ont produit aucun effet. Il commença de la dilatation vésicale.

Observation XXIV

(Ibid.)

11 juin 1891. — B. A..., 39 ans. Uréthrite chronique, antérieure et postérieure. Deux uréthrotomies externes ont été faites, mais ne l'ont pas guéri. Il a eu une double épididymite et a été traité par des sondages nombreux. Il urine maintenant cinq fois par jour, une fois la nuit. Il y a de la sensibilité après la miction. L'urèthre accepte un 35 Charrière. L'urine contient du pus, 1 % d'albumine en poids et beaucoup de cylindres. Résidu urinaire, 30 cmc. On lui a prescrit de tenter une série d'instillations de nitrate d'argent ; cela ne l'a pas amélioré.

Juin 1892. — Il revient avec les mêmes symptômes. L'uréthrotomie externe montre un rétrécissement épais du col de la vessie, qui fut dilaté à force par le doigt, et incisé à fond.

Convalescence sans incident. Guérison.

Observation XXV

(Ibid.)

15 juillet 1903. — J. C..., 68 ans. Le malade a depuis plusieurs années de la rétention chronique avec 250 cmc. de résidu ; il n'a jamais eu de rétention aiguë complète. L'urine est purulente et contient de l'albumine et des cylindres ; la prostate n'est pas hypertrophiée. Cystostomie sus-pubienne ; on incise un rétrécissement très serré du col de la vessie. Il saigna très peu sur le moment, et le traitement consécutif fut confié à un autre praticien qui ne nous informa de rien,

jusqu'au septième jour où il nous apprit que le malade était mort le 20 juillet d'hémorragie secondaire, qui avait commencé le deuxième jour après l'opération.

Observation XXVI

(Ibid.

10 septembre 1900. — B. H... 71 ans. A une rétention chronique complète depuis 2 mois et urinait 4 ou 5 fois par nuit, depuis plusieurs mois auparavant. Il se sonde 3 fois par jour. Urèthre 22 centimètres, prostate non hypertrophiée.

L'urine purulente contient de l'albumine et des cylindres. Il a perdu 18 livres en 4 mois. On lui propose l'opération qu'il refuse.

28 juillet 1901. — Il revient ayant dépéri rapidement et souffrant beaucoup depuis 2 mois. Il a des signes de calculs. Il a une épididymite droite. L'urine contient un dépôt épais de pus rénal. Densité 1018. Albumine 1 1/2 % en poids. Les reins ne peuvent être sentis. Il est très émacié, fébrile et a la langue de l'infection urinaire.

29 juillet 1901. — Vasectomie droite et uréthrotomie externe. On trouve une prostate normale et un col vésical rigide. Un calcul phosphatique de 2 centimètres de long est extrait après incision du col au cautère. Il faillit mourir de l'anesthésie, mais la convalescence, quoique compliquée de suppuration de la tunique vaginale du testicule droit, progresse lentement sans autre incident.

2 septembre. — Il rentre chez lui avec un résidu de 175 à 225 centimètres cubes. L'urine est encore purulente et il urine toutes les 3 heures.

21 septembre 1902. — Résidu 125 cent. cubes. Il urine

4 fois la nuit toutes les une ou deux heures le jour. Il est absolument irresponsable et refuse de laver sa vessie ou de prendre des médicaments. Il mourut d'urémie chez lui, en Géorgie, au printemps de 1903.

Observation XXVII

Ibid.

24 juin 1890. — E. X..., 62 ans, a une rétention chronique complète depuis au moins 5 ans et des symptômes de calculs depuis plusieurs mois. Cystostomie sus-pubienne. On retire deux calculs vésicaux et un troisième encastré dans l'ouverture de l'uretère droit ; la prostate semblait normale.

10 septembre 1890. — Guérison apparente de l'opération.

1er novembre. — La plaie sus-pubienne s'est rouverte.

16 février 1893. — La plaie s'est fermée en quelques semaines, est restée ainsi deux ans et est actuellement rouverte.

30 septembre 1895. — La fistule a été définitivement fermée par des injections d'alcool. Il a actuellement un abcès périprostatique venu à la suite d'un abcès de l'épididyme. L'abcès se vide dans la vessie.

Mai 1900. — Il a encore un écoulement uréthral, mais ne se sonde plus que 4 fois par jour.

5 novembre 1902. — En retour il a eu un frisson. Depuis lors l'écoulement s'est accru et une tumeur s'est développée graduellement dans le périnée. C'est un abcès péri-uréthral. Il n'y a pas de rétrécissement antérieur.

L'urèthre a 25 centimètres de long ; l'urine est purulente, microbienne, albumineuse et contient surtout beaucoup de cylindres.

11 novembre 1902. — Uréthrotomie externe : l'abcès est drainé. Tout l'urèthre postérieur fut trouvé extrêmement res-

serré. Il fut distendu et le col vésical fut incisé au cautère à une profondeur de 3/4 de centimètre ; on trouva la prostate absolument normale. Après l'opération le drain fut enlevé le 4ᵉ jour. Le pouls ne dépassa jamais 90. Le 11ᵉ jour, résidu 65 cent. cubes.

8 janvier. — Il s'est lavé une fois par jour à l'acide borique. Le résidu varie entre 0 et 125 cent. cubes. L'épididyme gauche suppure.

23 janvier. — L'abcès de l'épididyme a été incisé : le foyer péri-uréthral avait reparu et a été également incisé. Il urine entre 2 et 4 heures le jour ; pas la nuit. Il lave sa vessie tous les soirs. L'urèthre a 22 centim. de long ; le résidu est de 25 cent. cubes. je lui injecte 275 cent. cubes et il garde 150 cent. cubes. La fistule périnéale se ferme avec des injections de pyrozone à 25 % après que l'incision avec tamponnement et les injections d'alcool ont échoué.

6 novembre. — Urèthre 21 centimètres. Résidu 145 cent. cubes.

27 octobre 1904. — Suppuration aiguë du rein droit. Miction comme avant.

Observation XXVIII

(Tédenat. — *Province médicale*.

Homme de 45 ans, ayant depuis 20 ans la goutte militaire, avec depuis 4 ou 5 ans des poussées fréquentes d'uréthro-cystite, parfois avec rétention complète ayant nécessité le cathétérisme évacuateur, très difficile, avec de fines sondes à béquille. L'olive 21 était arrêtée au cul-de-sac du bulbe : le n° 15 pénétrait dans la région membraneuse, s'y arrêtait après quelques millimètres et, là, était facile à percevoir par le toucher rectal, juste en avant du bec de la prostate. Je pus, non sans tâtonnements, introduire le tube 22 de l'urétroscope d'Otis, jusqu'au cul-de-sac du bulbe et l'insinuer à l'entrée de la portion membraneuse. Sa figure centrale me parut profonde, lisse, sans le moindre pli longitudinal, d'aspect gris, avec deux tractus cicatriciels occupant la paroi inférieure. Mon examen ne put aller au-delà de la portion distale de la région membraneuse. Chez ce malade je pus obtenir la dilatation jusqu'au 60 avec le béniqué. Trois séances supplémentaires avec le dilatateur injecteur de Kollmann, la portèrent jusqu'au 72. Le massage de la prostate et des instillations au protargol, aidant la guérison complète, fut obtenue et elle dure depuis 7 ans : le sujet se passant tous les mois le 50 des Béniqué.

Observation XXIX

(Inédite)

Due à l'obligeance de M. le professeur Tédenat

Prostatite suppurée au cours d'une blennorrhagie datant de 5 ans. Trois ans plus tard accidents de dysurie, production d'une fistule uréthro-rectale. Intervention chirurgicale deux ans après. Guérison datant de 23 ans.

Le docteur P..., de V.... (Corse), âgé de 39 ans, s'adresse à M. Tédenat le 3 mai 1884. Robuste, sans antécédents de syphilis, d'alcoolisme, de malaria, de rhumatisme, tout son passé pathologique se réduit à une blennorrhagie.

Cette blennorrhagie, contractée en janvier 1873, ne fut jamais intense. Traitée par les balsamiques, elle persistait sous forme de menue goutte matinale claire, constatée de loin en loin. A la cinquième année, douleurs vives au cours et à la fin des mictions qui se faisaient une ou deux fois par heure. Ténesme ano-rectal; un peu de fièvre. Après 15 jours de souffrances incomplètement calmées par des suppositoires morphinés, par des bains de siège, un abcès s'ouvrit dans le rectum avec, pour conséquence, une fistule par laquelle s'écoule une bonne partie de l'urine.

Il y a deux ans que la fistule existe, quand le docteur P.... consulte M. Tédenat ; mictions fréquentes (de 15 à 20 par 24 heures) avec effort ; de temps en temps, poussées d'uréthro-cystite. Rectite avec excoriations de la marge de l'anus. Dyspepsie. Etat général mauvais.

L'examen montre : rétrécissement 20 au niveau de l'angle prépubien, 17 au voisinage du collet du bulbe. Le n° 14 pénètre dans la région prostatique, mais s'arrête après un trajet de un centimètre environ. L'orifice externe de la fistule uréthro-rectale siège à deux centimètres et demi de profondeur et presque exactement sur la ligne médiane antérieure. Le stylet boutonné pénètre dans l'urèthre à deux centimètr. en arrière du bec de la prostate. Le malade est mis, du 4 mai au 12 mai, au régime suivant préparatoire à une opération chirurgicale : 4 gr. de benzoate de soude dans un litre de tisane d'uva ursi ; lavage du rectum, matin et soir, avec deux litres d'eau chaude contenant en solution 5 grammes de biborate de soude, lait, légumes...

Le 13 mai, après purgation la veille et abondantes irrigations du rectum, le malade est chloroformé. Une bougie 14 en gomme est introduite dans l'urèthre jusqu'au point extrême qu'elle peut atteindre dans la partie antérieure de l'urèthre prostatique. Une sonde cannelée est introduite dans le trajet fistuleux après surdilatation de l'anus.

Incision transversale d'un ischion à l'autre. Péniblement M. Tédenat sépare l'urèthre du rectum. Il rencontre la sonde cannelée et finit par arriver sur l'extrémité de la sonde en gomme qui butte contre des brides cicatricielles occupant la paroi inférieure de l'urèthre prostatique. Une sonde cannelée est introduite dans la vessie et sur elle avec un bistouri boutonné à lame longue, étroite, épaisse, il incise largement les brides.

Deux points de suture au catgut de Lister ferment dans la plaie la portion rectale de la fistule. Une sonde à béquille en gomme n° 17 est placée dans la vessie par l'urèthre sectionné avec le même long bistouri boutonné. De la gaze iodoformée est tassée dans la partie centrale de l'incision sur les extrémités latérales de laquelle sont placés un point de suture. Il a été impossible de suturer la portion uréthro-prostatique du trajet fistuleux par suite de la profondeur, de l'étroitesse, de la fragilité de ces tissus infectés.

18 mai. Etat apyrétique. La presque totalité de l'urine est passée par la sonde urethrale, la plaie a bon aspect ; la suture rectale paraît tenir. La sonde est enlevée et n'est pas replacée.

24 mai. Un peu, très peu d'urine a passé jusques au 22 mai par la plaie périnéale. Rien n'est passé du rectum dans la plaie périnéale. Séance de béniqués 46-48-50, faciles à introduire.

1er juin. La plaie est presque entièrement cicatrisée. Toute l'urine passe par l'urèthre. Elle est émise aisément toute les trois heures. Séances de béniqués tous les trois jours ; le 56 passe aisément.

12 juin. Plaie cicatrisée. Le béniqué 60 passe bien.

Le confrère est venu voir M. Tédenat le 15 juillet 1907 pour une ulcération épithéliomateuse de l'arrière-gorge. Il n'a plus passé de sondes depuis 1885. Il urine par un jet large et n'a plus souffert ni de sa vessie, ni de son rectum, ni de son urèthre.

ETIOLOGIE

Les rétrécissements inflammatoires sont permanents, ils succèdent à un processus pathologique infectieux aigu ou chronique. Ce processus infectieux pouvant agir seul ou en s'alliant à quelque autre cause non infectieuse.

Mais ici nous devons bien délimiter notre sujet. Nous éliminons les rétrécissements traumatiques ; et il faut entendre par ce terme les rétrécissements consécutifs à un traumatisme survenant dans un urètre sain. En effet, ne sont pas rétrécissements traumatiques et, par conséquent, restent dans le cadre de notre sujet, les rétrécissements survenant à la suite d'un cathétérisme intempestif dans un urètre blennorrhagique par exemple, car dans ce cas ce qui domine l'évolution du rétrécissement c'est l'inflammation ; le traumatisme n'étant qu'un facteur d'aggravation du processus inflammatoire.

De même nous exclurons de cette étude les rétrécissements tuberculeux, dont la pathogénie et l'anatomie présentent des caractères spéciaux qui empruntent moins leur caractéristique à leur siège qu'à leur cause.

Recherchons donc les causes déterminantes, prédisposantes et occasionnelles de ces rétrécissements.

CAUSES DÉTERMINANTES

La cause déterminante est l'inflammation, se présentant le plus souvent sous la forme d'une urétrite.

Dans une des observations que nous rapportons, il semble que l'urétrite causale n'ait pas été bactérienne. Le rétrécissement dans ce cas aurait été consécutif à une urétrite aseptique par congestion prolongée.

Mais, sauf ce cas unique, nous voyons que les urétrites facteurs de rétrécissements sont microbiennes et au rang de celles-ci nous devons mettre l'urétrite blennorrhagique.

La blennorrhagie, en effet, est la cause principale des rétrécissements inflammatoires.

Le gonocoque peut agir sur l'urètre postérieur soit par voie ascendante, c'est ce que l'on observera à la suite des urétrites blennorrhagiques ; soit par voie descendante, comme dans les cystites blennorrhagiques.

Ce seront surtout les blennorrhagies chroniques qui laisseront à leur suite ces strictures. Les prostates chroniques peuvent produire également ces lésions de l'urètre postérieur et l'hypertrophie de la prostate aussi ; cette dernière n'étant alors bien souvent que le prolongement et la conséquence des premières.

Mais il ne faut pas oublier que ces prostatites ne sont presque toujours que le reliquat d'urétrites imparfaitement guéries à l'insu du malade et parfois du médecin, et dont l'agent infectieux, le plus souvent le gonocoque, s'est définitivement cantonné à la région prostatique.

Enfin, des prostatites primitives, nous voulons désigner par ce terme celles qui sont indépendantes d'une urétrite, entrent également dans l'étiologie des rétrécissements postérieurs.

C'est généralement alors une prostatite due à des troubles intestinaux.

Causes prédisposantes

Parmi les causes prédisposantes, nous devons distinguer celles qui tiennent à l'inflammation, à l'individu, au traitement et à l'organe atteint.

a) Prédisposent aux rétrécissements de l'urètre postérieur : les inflammations chroniques, les inflammations à poussées successives, les réinoculations.

b) La constitution de l'individu qui réagit plus ou moins et chez qui se fait par conséquent une congestion locale plus ou moins active, son hygiène, les excès d'alimentation, de marche, de coït, qui en prolongeant la durée de l'inflammation, activent le processus réactionnel.

c) Un traitement mal dirigé, qui par des injections anticipées, mal faites ou inopportunes, infecte la partie postérieure de l'urètre.

d) Enfin l'urètre postérieur par ses rapports avec la prostate, qui est une véritable citadelle pour les agents infectieux et particulièrement pour le gonocoque, sera prédisposé aux lésions des urétrites chroniques qui sont au premier chef des rétrécissements.

Causes occasionnelles

Peuvent encore venir s'ajouter à l'inflammation et aux prédispositions signalées et rendre plus rapide ou tout au moins plus fatal le rétrécissement : les traumatismes chirurgicaux de l'urètre postérieur, particulièrement dus aux cathétérismes intempestifs blessant la muqueuse urétrale et aux abcès prostatiques qui, s'ouvrant dans l'urètre, produisent des ulcérations qui seront le point de départ de scléroses urétrales.

PATHOGÉNIE

Nous devons maintenant essayer de montrer comment les causes que nous venons de signaler au chapitre précédent peuvent produire des rétrécissements urétraux.

En ce qui concerne l'urétrite blennorrhagique chronique, la pathogénie est à peu près identique à celle qui préside aux rétrécissements antérieurs.

Les ulcérations surajoutées par un traumatisme chirurgical, par l'ouverture d'un abcès prostatique ou par des réinoculations gonococciques produisent, dans l'épithélium de la muqueuse, un travail de sclérose qui envahit graduellement les couches sous-muqueuses, et aboutissent, comme terme anatomique, à la production d'un tissu fibreux, dur et inextensible, qui remplace, sur une étendue et une épaisseur variables, la paroi normale de l'urètre.

Que ces rétrécissements soient moins fréquents dans l'urètre postérieur, cela est facile à expliquer.

En effet, dans l'urètre antérieur, la suppuration reste en contact permanent avec les parois du canal, les lésions sous-jacentes s'installent donc plus facilement et peuvent devenir plus profondes.

Au contraire, l'urètre postérieur, en communication permanente avec la vessie, sera constamment balayé par l'urine, qui entraînera à chaque instant le pus sécrété.

Quant aux rétrécissements consécutifs aux prostatites chroniques et à l'hypertrophie de la prostate, deux cas peuvent se produire : ou bien il s'agit d'une prostatite segmentaire, l'obstruction d'une ou de plusieurs glandes de la prostate se produisant, il s'ensuit un noyau inflammatoire limité qui peut évoluer du côté de la lumière du canal et y apparaître sous forme de saillie ou de bosselure oblitérant en partie cette lumière ; cela survient surtout lorsque les glandes enflammées siègent près de la muqueuse ; ou bien il s'agit d'une prostatite chronique, diffuse, généralisée à toute la glande, à tendance scléreuse et à forme oblitérante, et dans ces cas, on conçoit que l'oblitération du canal prostatique se fasse peu à peu, par suite du développement concentrique de la glande vers l'axe du canal et de l'effacement progressif de la lumière de ce conduit. C'est ce qu'on observe dans certaines variétés de prostatite proliférante et d'hypertrophie de la prostate à forme oblitérante.

Dans ce cas, tous les groupes glandulaires de la prostate prennent part au processus inflammatoire et oblitérant, les glandes sous-muqueuses et préurétrales, très peu développées d'ordinaire, sus-montanales ou préspermatiques, sous cervicales dont l'hypertrophie en impose parfois pour un lobe médian de la prostate, enfin et surtout les groupes glandulaires périphériques formant les lobes latéraux de la prostate.

Il est probable que les cas, rares d'ailleurs, où le canal prostatique, de large et souple qu'il est normalement, se transforme en un conduit étroit et rigide, peuvent s'expliquer par la présence d'une assez grande quantité de tissu glandulaire en avant de la prostate, et par la participation de ce tissu au processus inflammatoire chronique.

Sans doute, cette hypertrophie se fait dans un sens concentrique lorsque la capsule prostatique et les aponévroses qui limitent la loge urétro-prostatique offrent une résistance considérable, tandis qu'elle se ferait en sens excentrique périphérique lorsque ces enveloppes cèdent.

Enfin, dans les cas de prostatite chronique avec atrophie de la prostate, on conçoit que le resserrement progressif des tissus glandulaires amène la diminution de calibre et même une certaine oblitération de la cavité prostatique, c'est-à-dire du calibre de l'urètre postérieur.

ANATOMIE PATHOLOGIQUE

Nous allons étudier les lésions microscopiques observées dans les rétrécissements inflammatoires de l'urètre postérieur, nous verrons ensuite quelles sont les modifications histologiques apportées par le processus inflammatoire dans la constitution des parois de l'urètre ; enfin nous rechercherons les lésions concomitantes.

La situation des rétrécissements est variable.

a) Dans la plupart des cas, ils siègent au niveau de l'urètre prostatique, occupant ce segment urétral en partie ou en totalité, souvent même empiétant sur le col de la vessie qui est alors dur et fibreux.

b) Très rarement on les voit se localiser à l'urètre membraneux.

c) Dans quelques cas, ils occupent tout l'urètre postérieur.

Ces rétrécissements sont généralement uniques et peuvent coexister avec un ou plusieurs rétrécissements de l'urètre antérieur.

Leur étendue est très variable, et on observe tous les intermédiaires, depuis la simple stricture limitée en un point comme celle qui caractérise la contracture du col, jusqu'à la diminution de calibre de tout l'urètre postérieur qui est alors en « tuyau de pipe ».

Dans la plupart des cas, ils ont un aspect plus diffus et plus régulier que ceux que l'on observe dans l'urètre antérieur. Leur consistance, parfois molle et friable, peut être fibreuse et d'une dureté ligneuse suivant l'intensité et l'ancienneté de l'inflammation.

Quant à leur forme, elle varie avec l'affection causale.

Le rétrécissement est-il dû à une cicatrice consécutive à l'ouverture d'abcès, ou à des ulcérations de la muqueuse, le rétrécissement observé sera constitué par des brides transversales, ou bien encore par des brides en forme de croissants, ou enfin par des saillies limitées.

Ce sera, au contraire, des bosselures saillantes plus ou moins nombreuses que nous observerons, si le rétrécissement est dû à la prolifération glandulaire sous-jacente. Ces bosselures se développeront alors soit aux dépens du groupe des glandes sus-muqueuses pré-urétrales, soit des glandes sus-montanales, soit enfin des glandes sous-cervicales.

Enfin il sera étendu et diffus, resserrant les parois de l'urètre à tel point que la lumière en sera à peu près effacée, s'il succède à une prostatite chronique oblitérante.

Cette dernière forme étant d'ailleurs l'homologue du rétrécissement diffus, cylindrique, que l'on observe dans l'urètre antérieur à la suite de l'urétrite chronique interstitielle.

Au point de vue microscopique, Bazy a montré que la muqueuse subissait une transformation des cellules épithéliales cylindriques en cellules pavimenteuses parfois stratifiées, et dans quelques cas on observe même leur kératinisation.

Comme pour l'urètre antérieur, on observe communément une couche basale formée d'une rangée unique de cellules cubiques ou cylindroïdes, hautes, à grand diamètre, perpendiculaires au derme, puis une couche moyenne formée de plusieurs rangées de cellules polygonales (hexagonales le plus souvent), enfin une couche superficielle se continuant insensiblement avec la couche moyenne et constituée par plusieurs rangées de cellules plates, à grand diamètre parallèle au derme, d'autant plus aplaties qu'elles sont plus superficielles.

Quant au chorion muqueux, c'est la sclérose qui en est la lésion essentielle ; cette sclérose pouvant d'ailleurs comprendre tout le cercle péri-urétral, ou être limitée à un de ses segments, et c'est généralement alors la paroi postérieure qui en est le siège. A la surface du derme séparant donc le chorion muqueux de la membrane basale, on observe de petites saillies papillaires qui ondulent cette ligne, mais qui, nivelées par l'épithélium, ne font généralement pas relief à la surface de la muqueuse.

Quant aux lésions de voisinage, elles portent surtout sur les tissus péri-urétraux, sur la prostate, sur le bas-fond vésical et enfin sur l'orientation du canal urétral.

Les tissus péri-urétraux subissent une sclérose. Cette sclérose atteint surtout l'enveloppe spongieuse amincie que Charpy, Quénu et Tédenat ont signalée sur toute l'étendue de l'urètre postérieur, cette sclérose étant surtout accentuée au niveau ou un peu en haut du rétrécissement.

Les aponévroses subissent cette sclérose et plus particulièrement l'aponévrose moyenne, les muscles également.

Par cette lésion se produit et se maintient l'orientation vicieuse du canal urétral que nous allons revoir un peu plus loin.

La prostate subit elle aussi le contre-coup du rétrécissement urétral, mais le plus souvent elle est le siège de l'inflammation, facteur du rétrécissement.

Nous y trouvons donc, dans presque tous les cas, des lésions de sclérose ; elle est le plus souvent grosse, irrégulière, indurée, parfois bosselée, souvent infiltrée d'une façon diffuse, pouvant donner l'impression d'une prostate cancéreuse.

Par suite de cette hypertrophie presque constante de la prostate, il se forme un bas-fond vésical entre l'orifice vésico-urétral et la paroi postérieure de la vessie.

D'autre part la néoformation scléreuse du canal de l'urètre entraîne des modifications dans sa direction, l'orifice du col de la vessie remonte par l'élévation du soubassement prostatique.

Il est donc porté en haut et en avant et maintenu dans cette position par la sclérose des tissus péri-urétraux ; par suite la courbure de l'urètre est accentuée. On s'en rend compte par le béniqué qui reste alors intimement maintenu contre la symphyse du pubis. Les poussées de l'urine ne se faisant plus vers le col mais en arrière de celui-ci, le bas fond vésical augmente et la courbure de l'urètre s'accentue encore, se plaquant davantage contre le pubis, et son orifice supérieur s'élevant toujours.

Ces modifications dans l'axe de l'urètre nous expliqueront le tableau du prostatisme que nous retrouverons en étudiant les symptômes.

SYMPTOMATOLOGIE

Les symptômes des rétrécissements peuvent, pour plus de clarté, être divisés en signes fonctionnels et en signes physiques.

Les *signes fonctionnels* se rapportent aux sensations accusées par les malades et aux modifications des fonctions physiologiques de l'urètre dans la miction et dans la copulation.

Ces signes varient suivant les sujets (nervosité, âge), suivant le rétrécissement (degré d'étroitesse).

Chez les malades âgés, en effet, la vessie luttera mal contre l'obstacle urétral et l'on verra des troubles de rétention alors qu'une vessie jeune aurait facilement triomphé.

Quant au degré d'étroitesse du rétrécissement, il n'a pas la même importance que dans les rétrécissements antérieurs, car ce qui importe surtout dans cette partie de l'urètre que nous étudions spécialement, c'est la souplesse des parois du canal, la diminution de l'élasticité pariétale retentissant immédiatement sur la vessie ; de même qu'un cœur lutte contre une aorte athéromateuse en s'hypertrophiant, de même une vessie s'hypertrophie pour compenser la sclérose de l'urètre postérieur, et ceci pour les mêmes causes et par le même mécanisme.

Les phénomènes vésicaux existeront donc même dans les rétrécissements larges et ce seront les seuls symptômes. Nous les retrouverons aussi dans les rétrécissements étroits mais compliqués de phénomènes d'obstruction.

Etudions donc successivement ces *signes fonctionnels.*

Le *jet d'urine* ne subit pas les mêmes modifications que dans les rétrécissements de l'urètre antérieur. Cela dépend surtout, en effet, de la proximité de la lésion par rapport au méat ; il est donc facile de comprendre que si le cours de l'urine subissait des modifications dans l'urètre postérieur, le jet, modifié surtout par l'urètre antérieur, n'en serait pas le témoin fidèle.

Nous observerons un jet sans force de projection, saccadé, ou même le malade pissera sur ses souliers.

L'*éjaculation* est souvent gênée, parfois impossible, par suite de l'oblitération complète ou partielle des canaux éjaculateurs ou de la sclérose à leur orifice urétral.

La *dysurie* est évidente dans les cas qui nous occupent ; la miction devient difficile et pénible. Cette difficulté étant sous la dépendance des causes étiologiques et anatomiques plus haut énumérées, elle revêtira tantôt le caractère d'une dysurie prostatique, tantôt ceux d'une dysurie telle qu'on l'observe dans les rétrécissements de l'urètre antérieur.

Dans le premier cas, la miction est fréquente parce que la vessie se vide incomplètement, une certaine quantité d'urine restant dans le bas-fond vésical hyperdéveloppé, le réflexe vésical étant produit à de très brefs intervalles par le contact de l'urine.

La difficulté de la miction vient s'ajouter à la fréquence, et cela par suite de l'effort qu'elle nécessite, l'urètre postérieur sclérosé n'ayant plus son élasticité normale.

Dans le deuxième cas, la difficulté de la miction est augmentée, et cela parce que la cystite ajoute ses phénomènes douloureux aux symptômes propres des rétrécissements de l'urètre.

La *rétention* peut apparaître complète ou incomplète non pas suivant le développement anatomique de la lésion, mais bien plus parce que la vessie devient impuissante à se contracter avec une force suffisante.

La rétention va en progressant depuis le moment où s'est installé le rétrécissement sans arriver fatalement à la rétention complète.

Mais il est évident que la rétention, même incomplète, amène la parésie vésicale, et qu'alors, si sous l'influence d'une cause congestive banale (refroidissement, excès de régime) la vessie devient incapable de se contracter, le malade présente le tableau complet de la rétention d'urine.

Il ne nous paraît pas utile de décrire ici cette rétention dont les symptômes classiques sont présents à toutes les mémoires. Mais nous ferons remarquer que la cause de cette rétention siégeant loin du méat, et, par conséquent, difficilement accessible, en augmente la gravité.

Lorsqu'une crise de rétention n'a pas nécessité chez ces malades l'intervention opératoire, ils évoluent fatalement vers *l'incontinence d'urine*.

Le mécanisme en est simple, la force musculaire de la vessie s'est affaiblie et sous l'excès de liquide le col vésical a été forcé, on a alors la miction par regorgement.

Quant à l'incontinence vraie, elle n'apparaît que tardivement, c'est un symptôme de haute gravité, témoignant d'une lésion ancienne.

Symptômes physiques. — Lorsqu'un malade nous rapporte un ou plusieurs des symptomes que nous venons d'indiquer, il est indispensable de faire l'examen détaillé de tout l'appareil uro-génital.

En premier lieu, on pratiquera l'exploration externe et interne de l'urètre. L'exploration externe ne nous donnera pas de renseignement, l'urètre postérieur étant situé trop au-dessus des plans externes du périnée.

Pour l'exploration interne, quels sont les instruments nécessaires ? quelle est la manière de procéder ?

On aura recours, en pratique, à l'explorateur à boule olivaire, qui suffira à lui seul à renseigner sur le siège du rétrécissement, et qui est l'instrument de choix.

Après avoir examiné les sécrétions urétrales, on pratiquera un lavage de l'urètre antérieur avec une solution faible de permanganate de potasse. Cela fait, on tentera l'injection postérieure. On lubréfie la bougie exploratrice, préalablement aseptisée avec de l'huile stérile ; les mains de l'opérateur seront aseptiques, et le gland soigneusement savonné.

La verge étant tendue, on introduit la sonde et, au moment où l'on atteint le rétrécissement, on a la sensation d'un obstacle à franchir.

Pour déterminer le siège de cet obstacle, on aura recours au toucher rectal, sur lequel nous reviendrons tout à l'heure.

Deux cas peuvent se présenter : l'explorateur passe ou ne passe pas.

a) L'explorateur passe, on est renseigné sur le degré d'étroitesse du rétrécissement.

b) L'explorateur ne peut passer ; dans ce cas, il faut d'abord attendre et pousser doucement, la résistance pouvant être due à un spasme urétral.

Si la résistance persiste, il faut avoir recours à une

boule olivaire de dimensions inférieures, au n° 18 généralement choisi.

Il est rare qu'on ne parvienne pas à passer, mais le cas échéant, on essayerait d'introduire une bougie filiforme.

Nous avons parlé, il y a un instant, du toucher rectal. Voyons de quelle utilité peuvent être le toucher rectal et l'exploration urétrale combinés.

Le toucher rectal nous renseigne sur l'état anatomique de l'urètre postérieur, mais surtout il nous permet d'atteindre avec l'index la boule exploratrice au siège exact de l'obstacle.

Dès lors nous savons où est l'obstacle, ce qu'il est (dépendant ou indépendant de la prostate; et à quelle distance du col de la vessie.

Il va sans dire que ce dernier moyen d'investigation nous donnera des renseignements précieux sur l'état du rectum, des vésicules séminales et surtout de la prostate, cette dernière pouvant être le siège des abcès signalés dans les observations précitées.

L'examen endoscopique ne doit pas être négligé comme renseignements supplémentaires ; cependant il n'a pas donné jusqu'ici de renseignement suffisant.

En dehors de ces signes fonctionnels et physiques d'ordre purement local, il en est d'autres qui, pour être moins constants, sont cependant l'expression d'une atteinte générale de l'organisme. On voit, en effet, ces rétrécissements présenter au premier chef des troubles nerveux, et nous ne rappellerons ici que pour mémoire l'ensemble de symptômes connus sous le nom de neurasthénie génitale.

Leur appareil digestif se ressent de cette atteinte locale. Ces malades ont une langue sale et blanche, ce sont surtout des dyspeptiques, la constipation est habituelle chez eux. Enfin on observe quelquefois l'entéro-colite muco-membraneuse qui, s'ajoutant aux symptômes nerveux, réalise le réflexe à court circuit de Gaston Lyon.

L'éréthisme circulatoire est fréquent.

Enfin lorsque ces rétrécissements sont déjà assez anciens, nous pouvons nous trouver en présence des signes de l'infection urinaire.

ÉVOLUTION ET PRONOSTIC

Telle est la symptomatologie générale du rétrécissement postérieur.

Mais en pratique, il est encore vrai de dire que c'est le malade qui fait la maladie et bien plus ici, le siège de la lésion.

Le malade fait surtout ses symptômes généraux, suivant son âge, son terrain héréditaire ou acquis, sa plus ou moins grande résistance. La douleur est, en effet, chose relative.

Ainsi se réalisent les types à prédominance nerveuse, digestive et douloureuse.

Quant aux formes locales, c'est le siège qui leur imprime un caractère spécial.

S'agit-il d'un rétrécissement à prédominance membraneuse? nous avons plus particulièrement le tableau du rétrécissement antérieur.

L'urètre prostatique est-il atteint? le tableau de prostatisme se trouve pleinement réalisé.

Quoi qu'il en soit de ses formes cliniques, l'évolution de cette affection varie bien peu et progresse en même temps que la lésion anatomique. On arrive ainsi lentement aux états graves que nous avons signalés. Mais des complications peuvent précipiter cette évolution.

Parmi ces complications, il en est que nous n'avons trouvé signalées dans aucune des observations que nous rapportons, par exemple le développement d'un épithélioma au niveau d'un de ces foyers de sclérose, mais il nous paraît logique d'admettre que cette complication que l'on observe dans les rétrécissements de l'urètre antérieur peut se présenter dans les rétrécissements postérieurs.

L'hématurie est également une de ces complications. Mais la plus fréquente est certainement la fistule qui par son siège et sa communication rectale, est le point de départ d'infections surajoutées et contre laquelle on ne peut agir que d'une façon insuffisante.

Enfin il en est d'infectieuses, différentes suivant la partie de l'appareil urinaire qu'elles atteignent.

D'ailleurs, la gravité de l'état général devient elle-même une complication.

Quel est maintenant le pronostic de ces rétrécissements?

A proprement parler, on ne peut juger de l'évolution des lésions que par l'opportunité d'une intervention, d'où l'importance de bien préciser les conditions et le choix de l'intervention thérapeutique. Mais à prendre les faits plus terre à terre, on doit dire que le pronostic dépend de l'âge du malade, de son état général, et surtout du degré d'ancienneté de sa lésion, en même temps que de sa cause.

On agira mieux sur un rétrécissement jeune. Sur une lésion vieille, on aura d'autant plus d'influence que le patient sera mieux apte à supporter une intervention.

Hors de cette intervention, le pronostic est très sérieux, il se confond avec celui de tous les rétrécissements urétraux, aggravé toutefois par les troubles prostatiques et par le voisinage immédiat de la vessie.

DIAGNOSTIC

Comme nous venons de le voir en traitant du pronostic, l'opportunité opératoire a une influence énorme sur l'évolution de cette lésion : or, pour agir, il faut avoir fait un diagnostic ferme et complet.

Nous allons donc voir comment nous pourrons arriver à ce diagnostic.

Plusieurs questions se posent : diagnostic de lésion, de siège, d'étendue, de calibre et de nature.

A. La lésion est soupçonnée grâce à l'interrogatoire du malade, mais elle ne devient évidente qu'après l'exploration combinée au toucher rectal.

Y a-t-il des causes d'erreur ?

Une hypertrophie de la prostate peut, dans certains cas, en imposer pour un rétrécissement postérieur. Ce sont les cas où le lobe médian vient rétrécir le calibre de l'urètre, créant un véritable rétrécissement qui, celui-là, est *symptomatique* ; mais alors la sonde à béquille fera le diagnostic, et une observation minutieuse de la paroi antérieure du rectum viendrait lever tous les doutes.

Nous ne ferons que citer, pour les éliminer, les prostatites aiguës. Mais le cancer de la prostate sera plus difficile à différencier. En effet, les symptômes fonctionnels seront à peu près les.mêmes.

L'infiltration de la paroi postérieure de l'urètre peut, à l'exploration, laisser quelques doutes. Ce sera la généralisation rapide aux organes voisins, ainsi que les hématuries qui nous mettront sur la voie.

La tuberculose prostatique ne peut guère simuler le rétrécissement de l'urètre postérieur, sauf à sa période de crudité ; mais le toucher rectal nous révèlera des nodosités disséminées sur la paroi postérieure de la prostate.

Enfin, les abcès de cette glande restent rarement localisés, évoluent vite, fusent dans les tissus voisins, et ne déforment que par cicatrisation le calibre de l'urètre.

B. En même temps qu'on fait le diagnostic de lésion, on précise le siège.

Ce sera l'exploration seule qui nous fixera sur ce point, et par le toucher rectal, suivant que la boule exploratrice sera perçue par l'index à telle ou telle hauteur, nous nous trouverons en présence d'un rétrécissement prostatique ou membraneux.

C'est au moyen des mêmes procédés que nous arriverons à déterminer l'étendue en longueur et en largeur du rétrécissement. De même nous parviendrons à en apprécier le calibre.

C. Reste alors à préciser la nature de ce rétrécissement. Nous ne voulons pas repasser en détail ici toute l'étiologie de ces rétrécissements, et nous rappellerons que c'est surtout par l'interrogatoire, par les commémoratifs, par l'examen minutieux des sécrétions urétrales que nous arriverons à une opinion fondée. Et nous avons vu que de cette opinion dépendait l'opportunité d'une intervention opératoire.

TRAITEMENT

Les indications thérapeutiques seront déduites des symptômes, de la cause, de l'étendue et du siège de la lésion.

Si nous avons des symptômes de rétention, avant de faire un traitement causal, seul rationnel, nous devons parer aux accidents urinaires, nous devrons faire pisser notre malade. Pour cela, nous pourrons avoir recours à plusieurs moyens.

Le malade ne pisse pas. Nous introduisons alors une sonde en gomme : le malade urine, et nous n'aurons plus qu'à commencer un traitement curatif ; ou bien il n'urine pas, nous devrons alors essayer de passer une sonde à béquille. Si nous ne pouvons pas ainsi pénétrer dans la vessie et donner issue à l'urine, nous essayerons de passer une bougie filiforme, que nous laisserons à demeure, essayant, par l'introduction de bougies nouvelles, de faire un cathétérisme en faisceau. Ainsi, le malade pourra pisser goutte à goutte, les accidents urinaires seront conjurés, et nous n'aurons alors qu'à compléter soit par la dilatation, soit par l'urétrotomie.

Dans des cas très avancés enfin, où une congestion de l'urètre postérieur ne nous permettrait pas, malgré des manœuvres douces et prolongées, de faire le cathétérisme, les accidents urinaires étant imminents, nous aurions recours à la ponction hypogastrique. Puis, lorsque la congestion urétrale aurait disparu, nous tenterions le cathétérisme et nous rentrerions alors dans les cas précédemment envisagés, dont nous allons maintenant nous occuper.

Les accidents urinaires ne sont pas imminents, soit que le rétrécissement ne soit pas très étroit, soit que par un des procédés plus haut décrits nous les ayons prévenus.

C'est la dilatation qui est alors le traitement rationnel, et à peu près le seul traitement efficace de ces rétrécissements.

Cette dilatation sera faite aseptiquement (après antisepsie de l'urètre), doucement, lentement, méthodiquement, progressivement et *longtemps*.

On emploiera le béniqué ou de préférence le dilatateur de Kollmann, qui est moins douloureux et qui permet mieux de graduer la dilatation.

A la dilatation nous pourrons joindre l'électrolyse, qui depuis quelque temps est entrée dans la pratique thérapeutique des rétrécissements et qui paraît donner de bons résultats.

Le rétrécissement est trop étroit pour laisser passer les plus faibles numéros Béniqué ou le Kollmann.

Dans ce cas nous pourrons avoir recours à l'urétrotomie interne, mais nous rappellerons que c'est là un procédé aveugle, redoutable dans cette région par suite de la minceur des parois de l'urètre membraneux par les blessures de la prostate, et d'autre part, les résultats ne sont appréciables que si, 48 heures après que cette opération a été pratiquée, on retire la sonde à demeure placée dans l'urètre et on commence une dilatation méthodique.

C'est pourquoi des chirurgiens préfèrent la galvano cautérisation. C'est là une opération assez compliquée et dont la pratique n'a peut-être pas donné tous les résultats qu'on en attendait.

Aussi dans ces cas, beaucoup de chirurgiens préfèrent-ils l'urétrotomie externe. C'est en tout cas à cette opération qu'il faudra avoir recours dans les cas d'insuccès par les moyens précédents.

Nous n'avons pas à décrire ici l'urétrotomie externe, nous nous contenterons de rappeler que cette opération permet au chirurgien de se rendre compte de l'étendue et du degré des lésions, de l'état de la prostate et des organes voisins ; qu'enfin c'est elle seule qui pourra donner des résultats satisfaisants quand on se trouvera en présence de rétrécissements cylindriques, longs, étroits et anciens.

CONCLUSIONS

Les rétrécissements inflammatoires de l'urètre postérieur existent, mais sont rares. Ils siègent dans l'urètre membraneux ou dans l'urètre prostatique. Ils succèdent soit à une urétrite blennorrhagique chronique postérieure, soit à une prostatite chronique proliférante et sténosante, soit à l'ouverture d'abcès dans l'urètre postérieur, soit à un traumatisme surajouté.

Leur évolution est rapide ; le prostatisme est leur aboutissant.

Ils se compliquent le plus souvent de poussées de prostatite ou d'abcès de la prostate.

Bien qu'ils soient rebelles au traitement, on peut les guérir, en traitant l'élément urétral et l'élément prostatique.

Les traitements de choix sont la dilatation, le massage et l'urétrotomie externe.

BIBLIOGRAPHIE

ALBARRAN. — Congrès de Médecine, 1900.

BAZY. — Annales des maladies des organes génito-urinaires, 1897.

— Société de Chirurgie de Paris, juin 1893.

BAZY et DECLOUX. — Société de Chirurgie, 1902. Communication sur le Rétrécissement blennorrhagique de la portion membraneuse.

BAZY et DECLOUX. — Annales des maladies des organes génito-urinaires, 1903.

BORDIER. — Rapport (au Congrès de Boulogne) sur le traitement par l'électrolyse des rétrécissements en général et de ceux du canal de l'urètre en particulier (Arch. d'Elect méd., p. 538).

CHETWOOD — Prostatismy without prostate (Annales of Surgery, avril 1905).

CURTIS. — Traitement des rétrécissements. Thèse de Paris, 1873.

CASTELLANA. — N. metodo di dilatation progressive. Napoli, 1881.

DESNOS. — Traitement des retrécissements. Revue de thérapeutique, 1907.

DESNOS et KIRMISSON. — Article « urètre ». Dictionnaire encyclopédique des sciences médicales.

GUILLON. — Des rétrécissements larges. Journal de médecine de Paris.

GUYON. — Maladies des voies urinaires. 4e édition chez Baillère.

LE FUR. — Annales des maladies des organes génito-urinaires, 1905.

HAMONIE. — Traité des rétrécissements de l'urètre, 1892.

KEYES. — Annales des maladies des organes génito-urinaires, 1905.

LACALLE (DE). — Rétrécissements larges. Thèse Faculté de Paris, 1881.

TEDENAT. — Province médicale, mars 1906.

SERMENT

En présence des Maîtres de cette Ecole, de mes chers condisciples, et devant l'effigie d'Hippocrate, je promets et je jure, au nom de l'Être suprême, d'être fidèle aux lois de l'honneur et de la probité dans l'exercice de la Médecine. Je donnerai mes soins gratuits à l'indigent, et n'exigerai jamais un salaire au-dessus de mon travail. Admis dans l'intérieur des maisons, mes yeux ne verront pas ce qui s'y passe ; ma langue taira les secrets qui me seront confiés, et mon état ne servira pas à corrompre les mœurs ni à favoriser le crime. Respectueux et reconnaissant envers mes Maîtres, je rendrai à leurs enfants l'instruction que j'ai reçue de leurs pères.

Que les hommes m'accordent leur estime si je suis fidèle à mes promesses ! Que je sois couvert d'opprobre et méprisé de mes confrères si j'y manque !

www.ingramcontent.com/pod-product-compliance
Lightning Source LLC
LaVergne TN
LVHW020036170826
845678LV00001B/275

* 9 7 8 2 3 2 9 6 9 5 7 9 2 *